●ここまで見えるようになった

新しい経鼻内視鏡

河合 隆 著

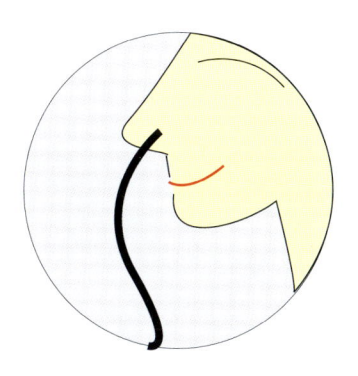

日本メディカルセンター

●表紙・カバー写真
　50頁，53頁に掲載

序　文

　日本において，細径経鼻内視鏡は，2002 年フジノン東芝（FTS）（現富士フイルム）から EG-470N が発売され，出雲中央クリニックの宮脇哲丸先生がその安全性・有用性を報告して現在のようなムーブメントが起こりました．それからはや 10 年以上が経過しております．この 2014 年 3 月に日本消化器がん検診学会から経鼻内視鏡による"胃がん検診マニュアル"が刊行され，今後さらに細径経鼻内視鏡のユーザーが増えると確信しております．苦痛が少なく，心肺機能に及ぼす影響が少ないことから，受診者の希望，さらにクリニックの先生方の導入により普及してまいりましたが，細径であるがゆえ，通常径のスコープに比べて，解像度を中心とした画質，操作性などが劣ることが問題となっておりました．

　近年の内視鏡技術の進歩はめざましく，2012 年末に発売された細径スコープではハイビジョンなみの高解像度の画像を撮影することができるようになりました．本書は現在使用されている細径スコープから，最新の細径スコープまでを含む内容にしております．とくに新しい経鼻スコープ（GIF-XP290N）では，高解像度であるばかりでなく約 3 mm にベストピントとなる構造になっています．そのため超近接観察することにより，これまでは不可能であった咽頭・食道では癌による IPCL の変化をドット状の異常血管として観察すること，および胃においては癌病巣の粘膜微細構造を観察することが可能になり，経鼻スコープでも質的診断が向上された点についても紹介しております．また，経鼻内視鏡検査にて問題点の一つである組織生検も取り上げました．

　先生方の今後の内視鏡診療のお役に立てば幸いです．

　　2014 年 4 月

東京医科大学病院内視鏡センター
教授　河合　隆

目 次

Ⅰ．問題点は解決したか　　7

1．経鼻内視鏡で問題になっていた点は何か……………7
　1）機器のもつ問題点／7
　2）内視鏡医のスキルの問題点／8
　3）内視鏡医の診断能の問題点／9
2．新しい経鼻内視鏡の Impact ……………………10
　1）内視鏡機器はどのように変わったか／10
　2）画像はどのように変わったか／12
　3）内視鏡医の診断能の向上／15

Ⅱ．咽頭のスクリーニング観察はどう変わるか　　19

1．咽頭の炎症所見……………………………………19
2．咽頭領域の診断学が変わる………………………22
3．他科との連携について……………………………23

Ⅲ．食道癌のスクリーニング観察はどう変わるか　　25

1．食道の内視鏡検査とは……………………………25
2．食道癌の血管所見―IPCL はどのように見えるか……28
3．細径・通常径内視鏡の NBI 併用非拡大観察………34
4．FICE による診断…………………………………36

5．XP290N（NBI）による食道癌のスクリーニング ……… 38

Ⅳ．胃癌のスクリーニング観察はどう変わるか　　43

1．経鼻内視鏡の NBI はインジゴカルミン色素観察に
   迫れたか ……………………………………………………… 43
2．ハイビジョン画像に迫る XP290N の NBI 画像 ………… 48
3．超近接観察において粘膜構造の観察が可能 …………… 51

Ⅴ．生検の問題は解決されたか　　55

1．SB 鉗子とその問題点 …………………………………… 55
2．Radial Jaw 4P の登場 …………………………………… 58

Ⅵ．新型経鼻内視鏡の応用　　63

1．食道の異所性胃粘膜の観察 ……………………………… 63
2．経鼻内視鏡による Barrett 食道の診断 ………………… 65

文献 ……… 74
索引 ……… 76

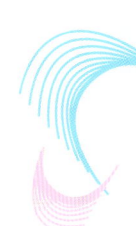

I．問題点は解決したか

1 経鼻内視鏡で問題になっていた点は何か

　2001年当時から細径内視鏡が，経鼻内視鏡として使われてきた．

　この当時の細径内視鏡は，通常の経口内視鏡に比べて明るさも足りず，診断能に疑問をもたれていたが，患者にとっての受容性が高く，楽で苦しくないという点からこの検査が良いと言う患者からの要望に応える形で必然的に使用する医師が増えた．そのようななか，どのような工夫をすれば経鼻内視鏡の診断能を経口内視鏡に近づけられるのか，研究会や学会で取り上げられてきた．

1）機器のもつ問題点

　内視鏡の診断能には図I-1に示すように，さまざまなことが関与している．

　画質に関して言えば，解像度，明るさ，レンズの水切れなども診断に関与しており，これらの因子が経鼻内視鏡では経口内視鏡と比較して劣るといわれてきた．さらに視野角についても，2012年にオリンパスメディカルシステムズ社から発売になった細径内視鏡GIF-

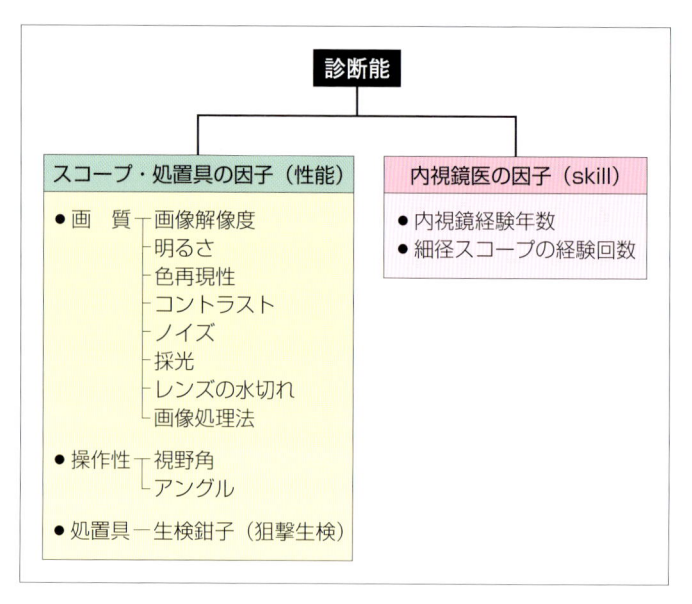

```
                    ┌─────────┐
                    │  診断能  │
                    └────┬────┘
              ┌──────────┴──────────┐
    ┌─────────────────────┐ ┌─────────────────────┐
    │ スコープ・処置具の因子（性能）│ │ 内視鏡医の因子（skill）│
    └─────────────────────┘ └─────────────────────┘
     ● 画　質 ┬ 画像解像度        ● 内視鏡経験年数
            ├ 明るさ            ● 細径スコープの経験回数
            ├ 色再現性
            ├ コントラスト
            ├ ノイズ
            ├ 採光
            ├ レンズの水切れ
            └ 画像処理法
     ● 操作性 ┬ 視野角
            └ アングル
     ● 処置具 ─ 生検鉗子（狙撃生検）
```

図Ⅰ-1　内視鏡の診断能

XP290N が 140 度になったが，それまでの機種では 120 度の視野角であり，われわれ内視鏡医は苦労してきた．このような点が今までの経鼻内視鏡の欠点であった．

従来の機種である GIF-XP260NS では，アングル（曲がり）角度も，経口内視鏡に比べると同様によくなかった．また，生検についてもボストンサイエンティフィック社や住友ベークライト社の生検鉗子が開発されるまでは，生検したいところに鉗子が届かない，いわゆる狙撃生検が難しいという苦労があった．

2）内視鏡医のスキルの問題点

2009 年に東京慈恵会医科大学の田尻教授のグループが，Gastrointestinal Endoscopy に発表して話題になったデータがある（Toyoizumi H, et al：Gastrointest Endosc 2009；70：240-245)[1]．経口挿入の細径スコープとハイビジョンの経口スコープを使用し，若い医師たちにブライン

ドでどれだけ早期胃癌の診断ができるか比較試験を行ったところ，ハイビジョンの経口内視鏡でも 78％しか診断できておらず，細径内視鏡では診断が 58.5％にまで低下した（p＝0.021）．

2008 年に三宿病院の吉田先生が，Digestive Endoscopy に発表したデータ（Yoshida Y, et al：Dig Endosc 2008；20：184-189)[2]）では，4 人の医師（経験 10 年目の医師と，それより少し経験が多い医師，経験 15 年目の医師，経験 25 年目の医師）で細径（経鼻）内視鏡と通常の経口内視鏡を用いて早期胃癌・胃腺腫の発見率（detection rate；DR）について比較検討を行っている．細径内視鏡の場合，経験 10 年前後の医師はほとんど病変を発見できないが，経口内視鏡の場合は多くの病変を発見できるという結果が示されている．

3）内視鏡医の診断能の問題点

つまり，より見る目がないと診断できないというのが，今までの細径内視鏡の特徴であった．さまざまな機能が通常径の内視鏡と比べて劣っており，それをわかったうえで検査しなければならないので，施行医の負担が大きくなってくるのである．

● 今までの経鼻内視鏡の問題点
① 細径（経鼻・経口）内視鏡検査は患者の負担は少ないが，細径のため視野，画像，吸引，送気・送水などすべての機能が劣っており，その分施行医の負担が大きくなることはコンセンサスが得られていた．
② 細径内視鏡では，スコープのメリットとデメリットを十分理解したうえで行うことが重要である．

2 新しい経鼻内視鏡の Impact

1）内視鏡機器はどのように変わったか

　2012年10月に発表になったオリンパスメディカルシステムズ社の細径内視鏡 GIF-XP290N と従来の細径内視鏡 GIF-XP260N シリーズのスペック比較表（**表Ⅰ-1**）をみればよくわかると思う．今回はスコープだけでなく，システムも EVIS LUCERA SPECTRUM から新しく EVIS LUCERA ELITE へと代わった．本書でいう新システムとは，システムは ELITE を使用し，スコープは GIF-XP290N を使用するものを指す．

　画角：XP260N シリーズでは 120 度だったのが 140 度になり，見渡せる範囲が広がった．実際に GIF-XP260NS（120度：**図Ⅰ-2上段**）

表Ⅰ-1　GIF-XP290N スペック表

		GIF-XP290N	GIF-XP260NS	GIF-XP260N
光学系	画質	Qイメージ相当	XQイメージ	XQイメージ
	画角	140度	120度	120度
	観察深度	3〜100 mm	3〜100 mm	3〜100 mm
挿入部	先端部外径	5.4 mm	5.4 mm	5.0 mm
	挿入部外径	5.8 mm	5.8 mm	5.5 mm
	鉗子チャンネル径	2.2 mm	2.0 mm	2.0 mm
特徴		最高解像力 Hイメージと同等 ※近接3 mm時 2ライトガイド バンドル 高周波対応 挿入部の硬さを変化	2ライトガイド バンドル	1ライトガイド バンドル

（オリンパスメディカルシステムズ社資料）

GIF-
XP260NS
(120度)

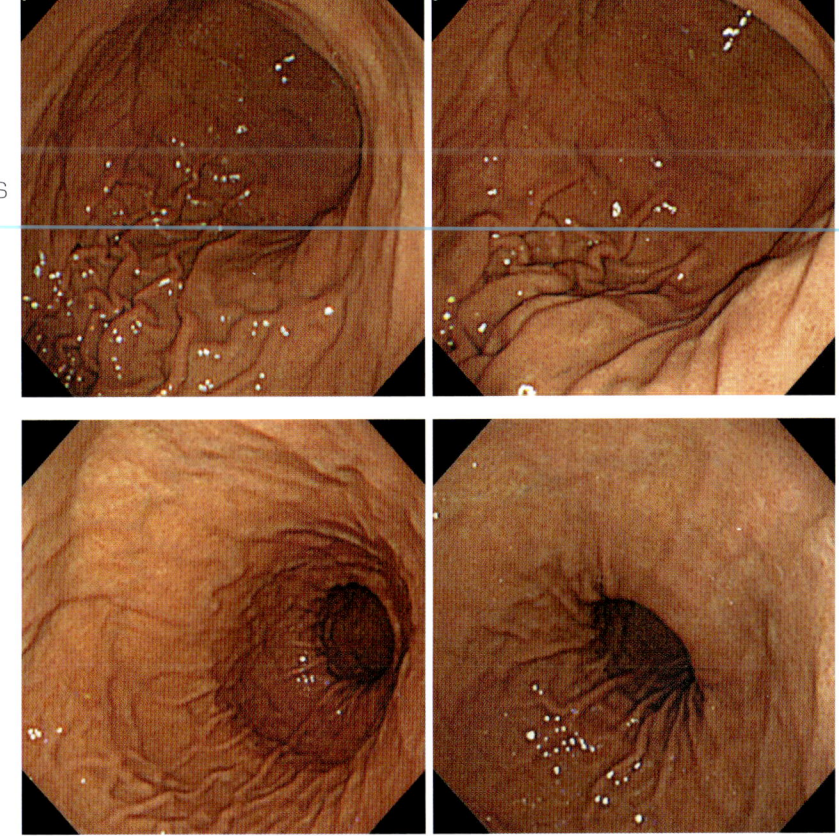

GIF-
XP290N
(140度)

図Ⅰ-2　胃体部の観察（視野角の比較）

〔河合　隆：Ⅳ　経鼻内視鏡検査手順　4．食道・胃・十二指腸観察．日本消化器がん検診学会
胃細径内視鏡検診研究会　編集：経鼻内視鏡による胃がん検診マニュアル．38-46，2014 より転載〕

とGIF-XP290N（140度：**図Ⅰ-2下段**）の視野角を比較した画像が
図2である．120度の画像に比べて，140度の画像では胃体部全体を
1枚の写真に撮影することが可能であることが明らかである（さらに，
明るさも確実にアップしている）．広い範囲を1枚の写真におさめる
ことができることで，撮影枚数を減らすことも可能である（たとえば，
XP260NSでは50枚であったが，XP290Nでは40枚）．

　鉗子口：2.0 mmであった鉗子口が2.2 mmになった．生検鉗子自体

は1.8 mmなので問題はなかったが，鉗子口が2.2 mmになることでの利点は，吸引が圧倒的に速いことである．内視鏡検査では，消化管の内腔を洗浄したり，溜まっている胃液などを吸引する必要がある．2 mmの鉗子口では吸引がスムーズにいかず，術者のストレスになっていた．おおよそ吸引力が10％アップしたことで，それがかなり改善された．

操作性：画角が140度と広がったことに加えて，スコープの硬度も上がったことで操作性も向上した．

2）画像はどのように変わったか

明るさ：明るさは格段に向上した．とくにNarrow Band Imaging (NBI) を使用する場合，XP260Nシリーズでは，とくに遠景が暗く，経鼻内視鏡においてNBIを併用することの意義は少なかったが，キセノンランプの改善，NBI観察光の照射方法として二重露光の採用，スコープの光学設計の改善により，NBIの明るさが向上している．従来明るさが不十分であった遠景の被写体も，より明るく観察することが可能になっている．

画質：ノイズリダクションのアルゴリズムの見直しにより，低ノイズ化が実現し，素早く明るい画像が得られるようになった（図Ⅰ-3）．中遠景で見たときは，通常径でハイビジョンのGIF-Hシリーズに比べてピントがぼけているが，3 mmくらいまで近づけばHシリーズと同じくらい見える（図Ⅰ-4～6）．図Ⅰ-6のように最近点の状態でもピントを合わせることが可能である．

図Ⅰ-7, 8は経過を追えた症例で，ほとんど同じ撮影アングルでXP260NSとXP290Nを用いて観察したものである．XP260NSの場合でも，病変を見ようと努力して近接観察を行っていたにもかかわらず，今見直すと，XP290Nに比べてまったくピントが合っていない．凹凸を観察するインジゴカルミン色素観察でも明らかな差は認められない．一方NBI併用近接観察においてXP290Nでは，粘膜構造の変

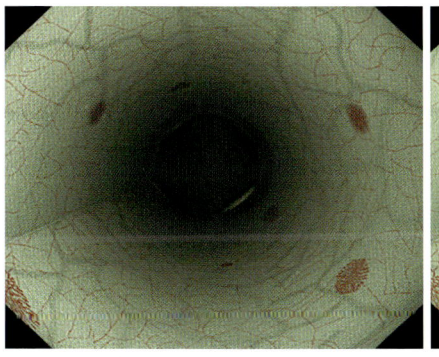

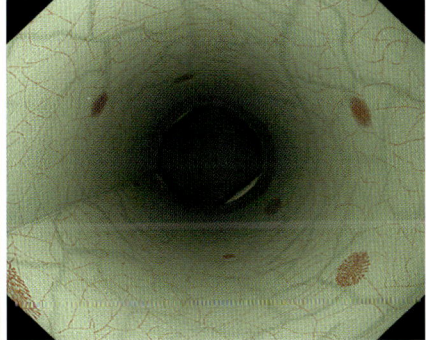

EVIS LUCERA SPECTRUM　　　　　　EVIS LUCERA ELITE

図Ⅰ-3　EVIS LUCERA ELITE における NBI

①観察深度の改善：CLV-290SL/290 に搭載するキセノンランプの改善，NBI 観察光の照射方法として二重露光の採用，EVIS LUCERA ELITE シリーズスコープにおける光学設計の改善により，NBI の明るさが向上している．EVIS LUCERA SPECTRUM では明るさが不十分であった遠点の被写体も，より明るく観察することが可能になった．

②画質の改善：ノイズリダクションのアルゴリズムを見直したことにより，低ノイズ化が実現した．さらに AGC の設定を見直したことで，素早く明るい画像が得られるようになっている．

（オリンパスメディカルシステムズ社資料）

【解像力設計時のポイント】

近接時	対物光学系の性能に依存する
中遠景時	CCD の画素数に依存する

◆GIF-XP290N は光源光量が明るくなった分，近接時にコントラストが低下しない対物光学系を採用．これにより，近接時（3 mm）は GIF-H260 並の解像力を実現．

【観察深度】

近接時　　　　　中遠景時

近接時画像　　　　　　　中遠景画像

GIF-H260　GIF-XP290N　　　GIF-H260　GIF-XP290N

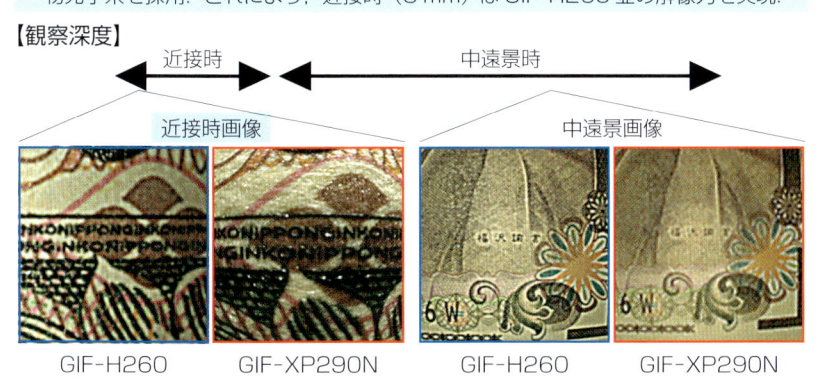

図Ⅰ-4　GIF-XP290N 近接時の解像力向上（オリンパスメディカルシステムズ社資料）

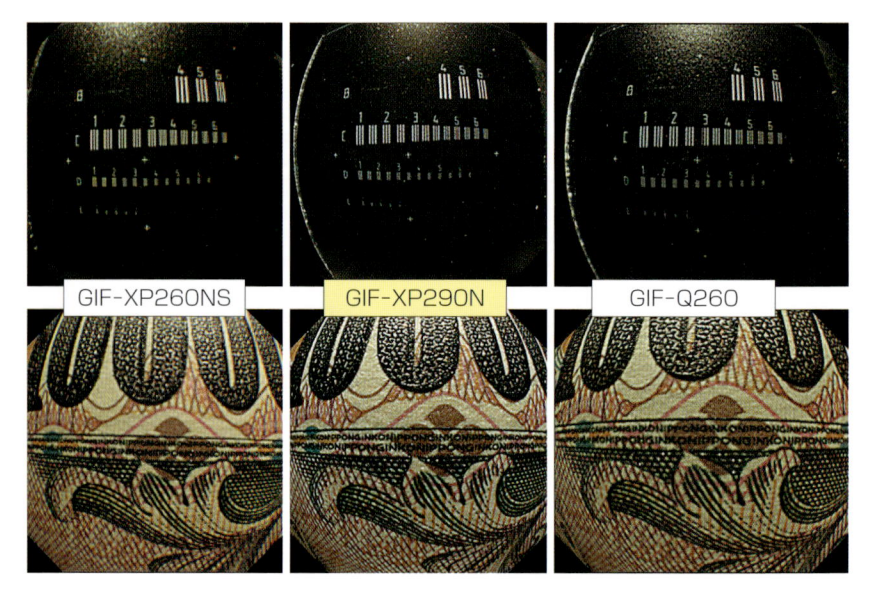

図Ⅰ-5　画質向上（中遠点）（オリンパスメディカルシステムズ社資料）

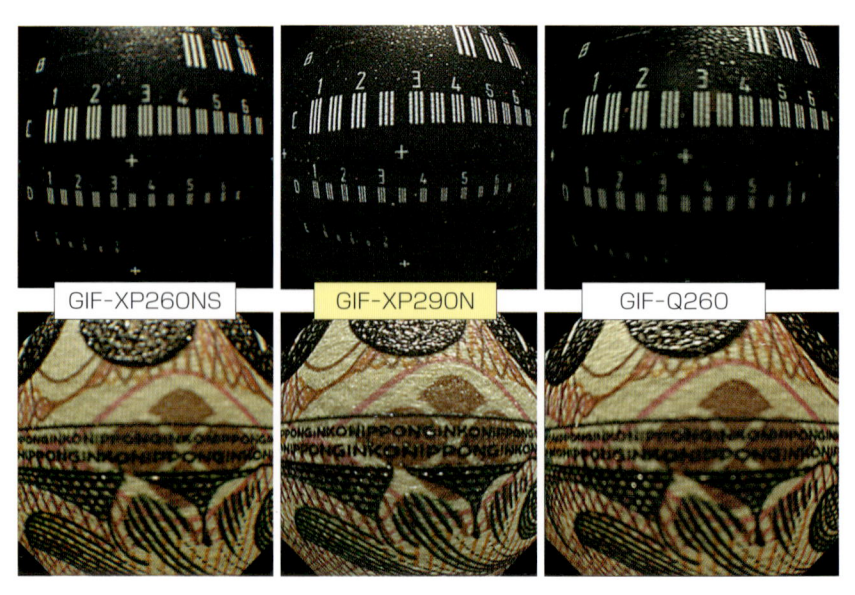

図Ⅰ-6　画質向上（最近点）（オリンパスメディカルシステムズ社資料）

白色光　　　　　　　インジゴカルミン撒布像

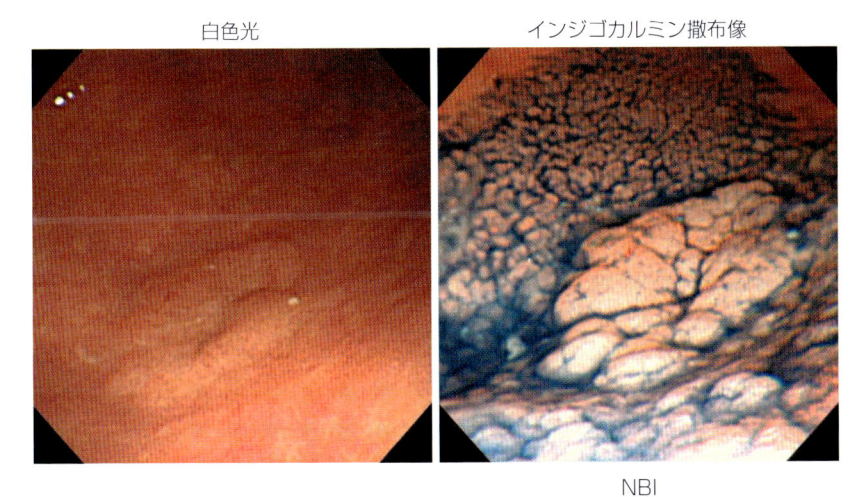

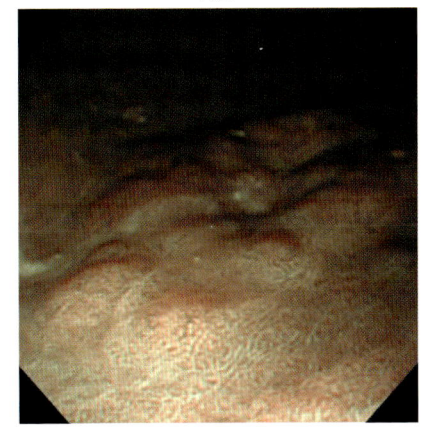

NBI

図Ⅰ-7　GIF-XP260NS による内視鏡像
Gastric Ca in adenoma〔tub1, pT1a(M), ly0, v0, pHM0, pVM0〕

化まで捉えることが可能である．明るさが違うばかりでなく，解像度がきわめて向上している．経鼻内視鏡診断に革命が起きたといっても過言ではないと思っている．

3）内視鏡医の診断能の向上

　内視鏡医（とくにクリニックの先生方）の内視鏡診断能の向上において，新しい経鼻内視鏡が貢献できると考えられる．

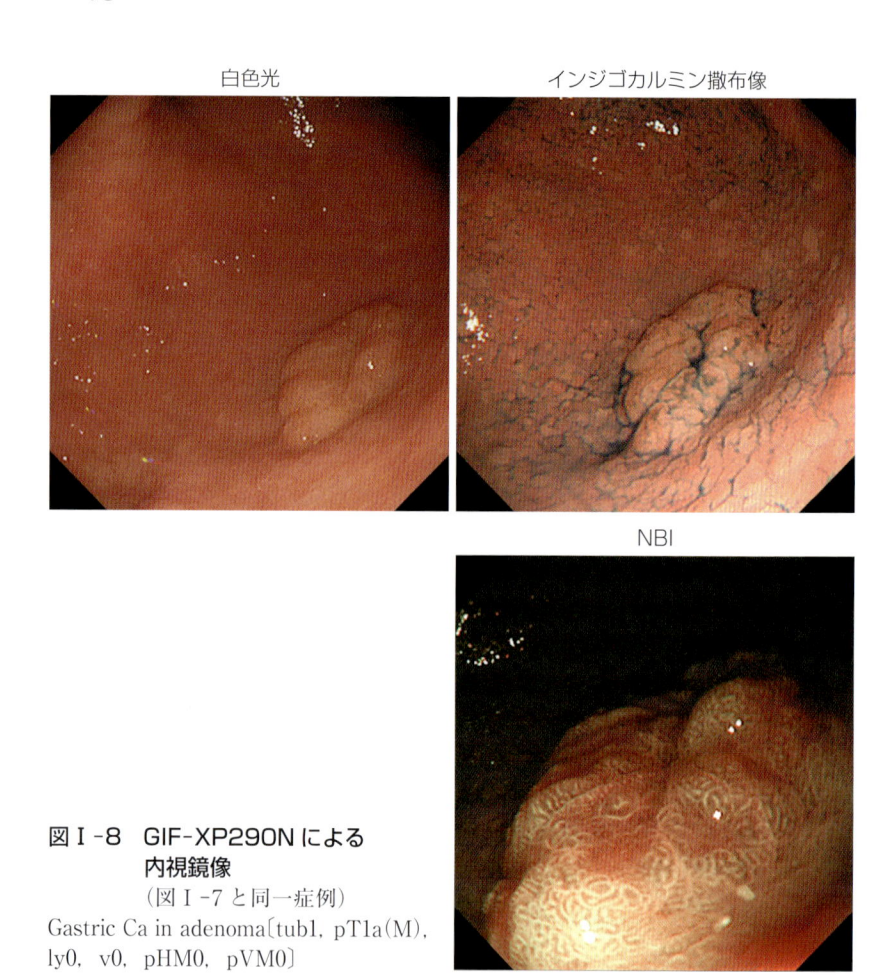

白色光　　　　　　　　インジゴカルミン撒布像

NBI

図Ⅰ-8　GIF-XP290Nによる
　　　　内視鏡像
　　（図Ⅰ-7と同一症例）
Gastric Ca in adenoma〔tub1, pT1a(M),
ly0, v0, pHM0, pVM0〕

　すなわち，これまでも経鼻内視鏡においては，単に病変の視認性を向上させるために近接観察が勧められてきたが，実際には7mm以内に近づくと解像度の限界にて逆にピントがぼけてしまっていた．
　一方，新しい経鼻スコープでは，高解像度であるばかりでなく約3mmにベストピントとなる構造になっているため，超近接観察を行うことにより，これまでは不可能であった咽頭・食道における癌によるIPCLの変化をドット状の異常血管として観察すること，および胃

においては病変部の粘膜微細構造を観察することが可能になった．経鼻スコープでも質的診断が向上した点では問題点は解決されたと考えられる．

ポイント

- 新しい経鼻内視鏡 GIF-XP290N では，とくに NBI 観察において，光量増加により遠景観察が可能となった．

- GIF-XP290N（NBI）は，近接観察において粘膜構造の観察，食道では，一部血管構造も観察が可能となった．

- GIF-XP290N における診断は，インジゴカルミン色素撒布による凹凸観察から，NBI 近接観察による粘膜構造観察に進化している．

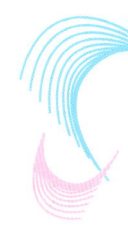

II. 咽頭のスクリーニング観察はどう変わるか

　これまでも，経鼻内視鏡検査では嘔吐反射が少なく，咽頭領域の観察は経鼻的な挿入がとても有利であった．しかしながら，これまでの経鼻内視鏡ではスコープの解像度が低いため，病変が炎症であるか，腫瘍性病変であるかを鑑別することは困難であった．今回の新しい経鼻スコープ（XP290N）を用いて，超近接観察（3 mm）することにより，これまでは不可能であった咽頭癌によるIPCLの変化をドット状の異常血管として視認することが可能となる．

　経鼻内視鏡を用いた咽頭のスクリーニング観察で，今まで問題になっていたのは大きく分けて下記の通りである．

　①炎症性変化の鑑別の問題，②拡大観察ができない，③生検を含めた他科との連携の問題．

1　咽頭の炎症所見

　咽頭は，炎症性変化による発赤・びらん性病変を多く認める．吸気の際，空気が鼻から入って喉まで至るまでのフィルターは，鼻毛のみである．鼻毛を通過すると，アレルゲンのようなものまで全部咽頭ま

で入ってくる．このようなことから，咽頭は炎症が強くなりがちである．食道は，嚥下しないかぎりものは入らないので，それほどアレルゲンは入ってこない．

このような理由から，咽頭は炎症が強く，病変が炎症なのか癌なのか，なかなか鑑別ができない．

従来のXP260Nでは，**図Ⅱ-1**のように，上咽頭に膨れ上がったびらん状の変化があっても，診断がつかなかった．この病変は生検にて

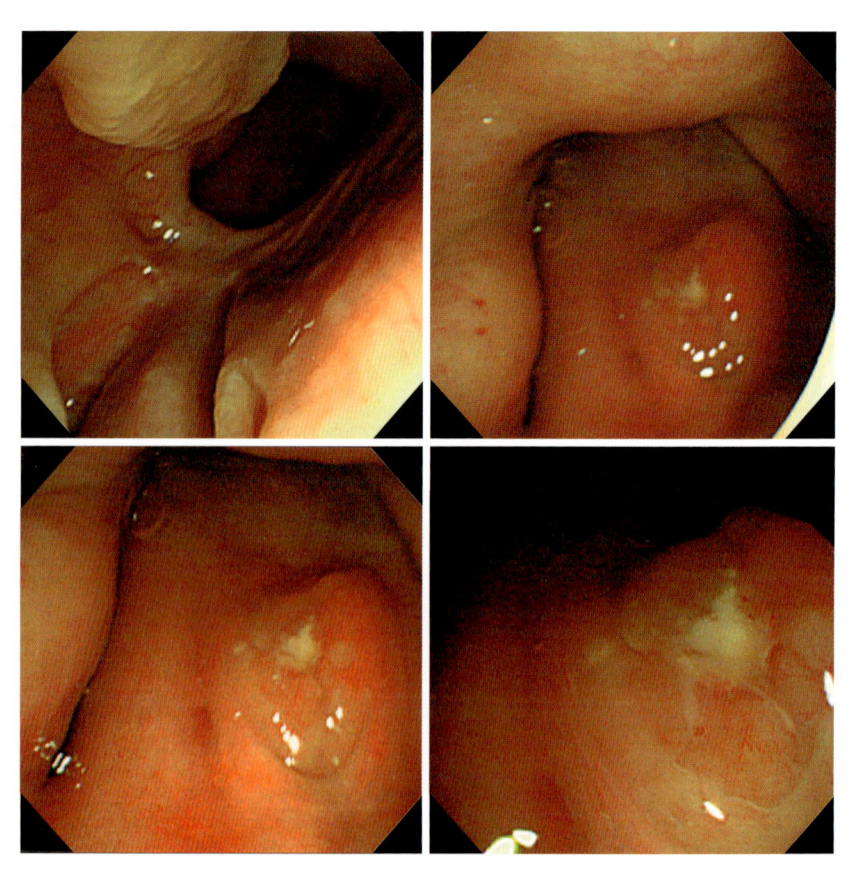

図Ⅱ-1　GIF-XP260Nによる咽頭病変の診断
（57歳，女性，喫煙なし，飲酒なし）

慢性肉芽性変化の結果であった．

　図Ⅱ-2の内視鏡像は同じくXP260Nで，上咽頭に入ってすぐのところで，白色光では赤く，NBI（図Ⅱ-2下段）に切り替えて近づいても，これ以上近づけず，茶色くなっている部分が癌なのか炎症なのか判別がつかない．

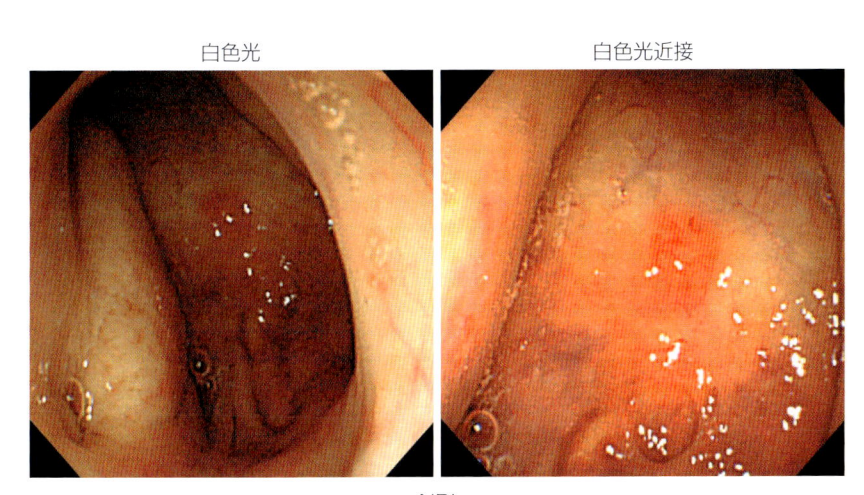

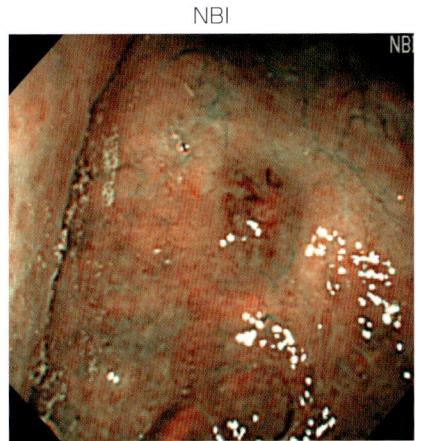

白色光　　　　　　　　　白色光近接

NBI

図Ⅱ-2　GIF-XP260Nによる咽頭病変の診断
（75歳，男性，喫煙あり，飲酒あり）

2 咽頭領域の診断学が変わる

これまでの経鼻内視鏡では，NBIに切り替えても病変部をブラウニッシュエリア（brownish area）として認識は可能であるが，拡大機能もなく，近接観察してもピントも今ひとつ合わなかったためNBIによる微細な観察はできなかった．咽頭にヨード染色するわけにもい

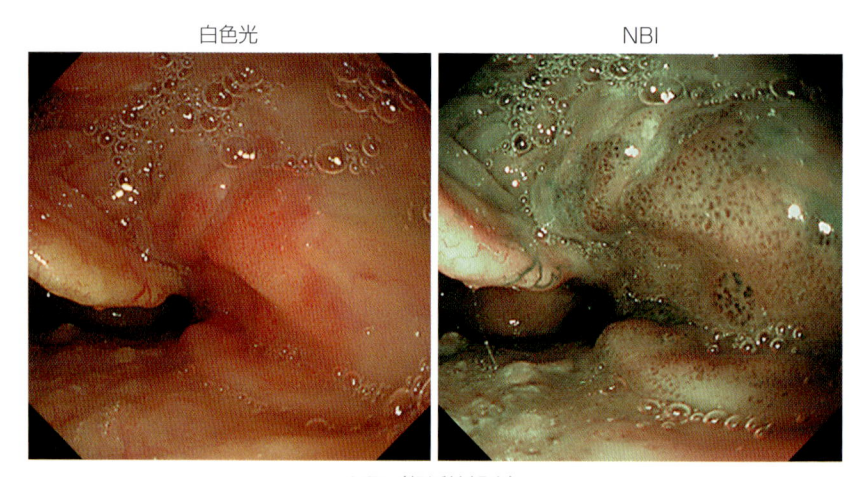

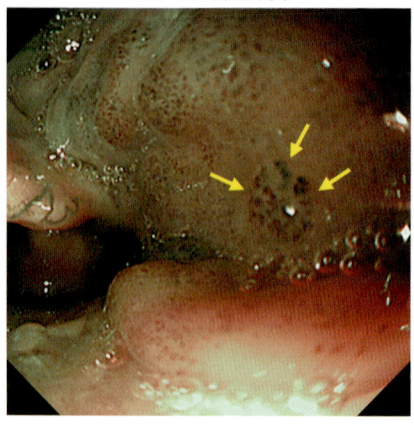

図Ⅱ-3 GIF-XP290Nによる咽頭病変の診断

かず，内視鏡での診断はできなかったのである．

　XP290N を使用した咽頭病変の内視鏡像（図Ⅱ-3）を示す．白色光の画像では，病変部が赤く視認できる．NBI に切り替えると同部位にドット状の異常血管を捉えることができる．さらに超近接観察することにより微細なドット状の異常血管の観察が可能である．このように，NBI に切り替えるだけで診断可能になっている．

　このことから，経鼻内視鏡を用いることによってこれまで見過ごされた咽頭領域のより詳細な観察が可能になったことで，さらに咽頭癌の発見率は確実に上がると考えられる．新しいスコープで咽頭領域の診断学が変わってくると思われる．

3　他科との連携について

　咽頭生検に関して，当院では通常，咽頭部の生検は耳鼻咽喉科の先生にお願いしている．しかし，患者に対して，咽頭部生検に対するインフォームド・コンセント（痛みが生じる，出血の可能性があるなど）を取得していれば，消化器内視鏡医が施行しても問題はないと思われる．また，生検後出血に対する対応，生検にて異型細胞，癌細胞を検出した場合の対応に対しても耳鼻咽喉科の先生方と十分な連携が必要と思われる．

Ⅲ. 食道癌のスクリーニング観察はどう変わるか

　経鼻内視鏡を用いた食道癌のスクリーニング観察で今まで問題になっていたのは，大きく分けて下記の通りである．
　① 解像度の問題，② 食道蠕動収縮の問題，③ 食道癌の内視鏡所見（血管所見をどのように捉えるか），④ ルゴール（ヨード）染色の問題．

1　食道の内視鏡検査とは

　食道の内視鏡検査は，必ず食道粘膜面を丁寧に洗浄し，かつ送気も十分に行いながら観察する．
　図Ⅲ-1 は食道癌を経口内視鏡で捉えた写真である．食道は胃への通過点という考えで挿入してしまうと見落としやすいので注意が必要である．とくに白色光での観察では，わずかな粘膜面の色調変化，凹凸，血管透見像の不明瞭化・消失を見落とさないように注意する．本症例においても矢印（図Ⅲ-1 左）に示すように3時から5時方向にかけて，わずかな褪色調変化と血管透見像の不明瞭化がある．しかしこの変化を内視鏡挿入時に視認することは難しい．これに対して，食道癌はヨード染色にて不染帯となるため（いわゆるあぶり出し診断），

　　　　　　白色光　　　　　　　　　　　ヨード染色

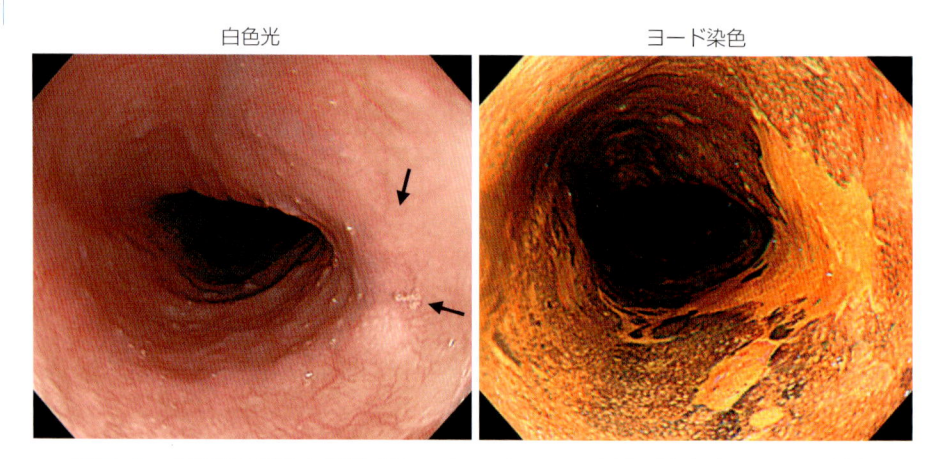

図Ⅲ-1　食道癌の経口内視鏡（GIF-Q260）による観察（白色光とヨード染色）

　図Ⅲ-1右のようにヨード染色を行うと，病変部分が不染帯として描出される．

　図Ⅲ-2は，胸やけがあるということで他院から紹介された症例で，紹介状には，本人が経鼻内視鏡での精密検査を希望と記載してあった．

　経鼻内視鏡で精査すると，黄丸で示した部分だけ血管透見像がほぼ消失していた．食道胃接合部付近ではGERD（gastro-esophageal reflux disease）による逆流による炎症の可能性はあるものの，癌を否定できずヨード染色を行ったところ明らかな不整形の不染帯が観察された．内視鏡治療を行ったところ，病理像で示すように粘膜下層にも癌が浸潤しており，外科的手術となった．

　ヨード染色は非常に有用ではあるが，患者にとってはかなりの負担となる．私自身も被検者として経鼻内視鏡で検査を受けた際に，2.5％くらいのヨードを使用したところ，ひどい胸やけとなった経験がある．

　そこで食道癌の診断に欠かせないのが，Narrow Band Imaging（NBI）である．簡単なNBIの説明は後述する．本症例においても図Ⅲ-3のように，ヨードで不染帯となる食道癌の範囲と，矢印で示すNBIのbrownish areaはきわめて類似している．白色光で病変を発見

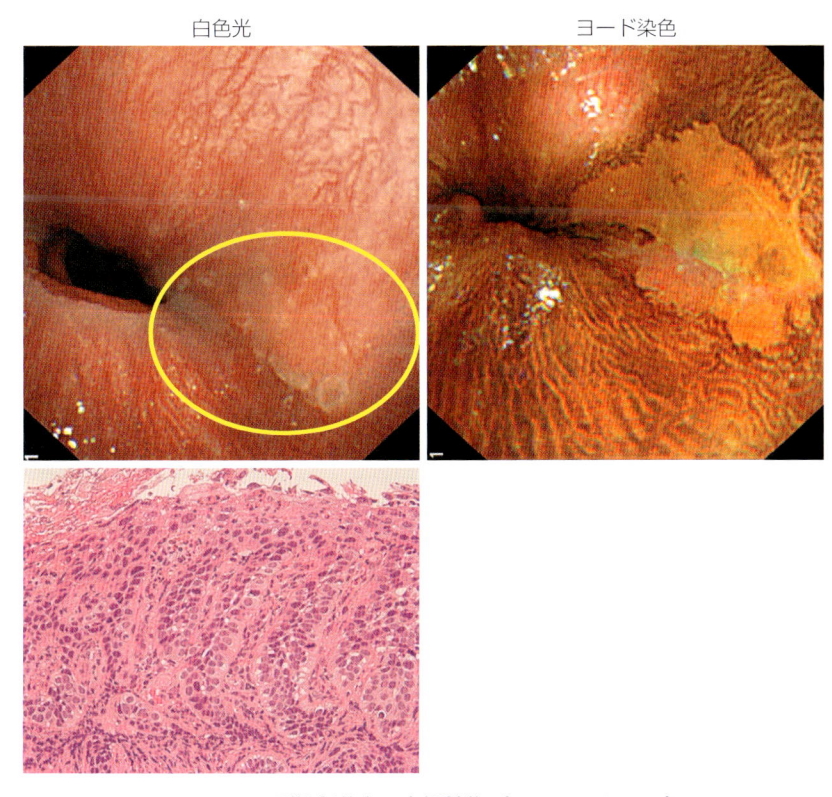

図Ⅲ-2　早期食道癌の内視鏡像（GIF-XP290N）

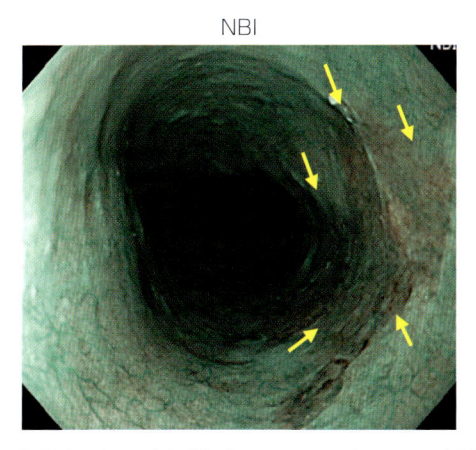

図Ⅲ-3　食道癌の経口内視鏡（GIF-Q260）による観察（NBI）

できなくても，NBIに切り替えれば，容易にbrownish areaとして病変を捉えることができる．このようにNBIによってbrownish areaが観察されたときだけヨード染色を追加すればよい．

スクリーニングとしての経鼻内視鏡の役割としては，以上のようにNBIを併用することによってbrownish areaを発見し，その後に経口内視鏡または拡大内視鏡で精査するという患者にとっても負担の少ない流れとなるのである．

2　食道癌の血管所見―IPCLはどのように見えるか

昭和大学江東豊洲病院の井上晴洋教授が提唱しているIPCLという上皮乳頭内血管ループ（図Ⅲ-4）は，基底層にある，乳頭内の血管である．食道癌は粘膜固有層の基底部から癌が発生し，徐々に管腔側に伸展する．したがって早期の癌ではこの乳頭内血管に早期に変化が出やすいことを井上先生は発見した．

われわれの世代の医師は，食道の血管透見像をよく見なさいと教わってきた．その血管透見像というのは，実は上皮乳頭内血管の下の

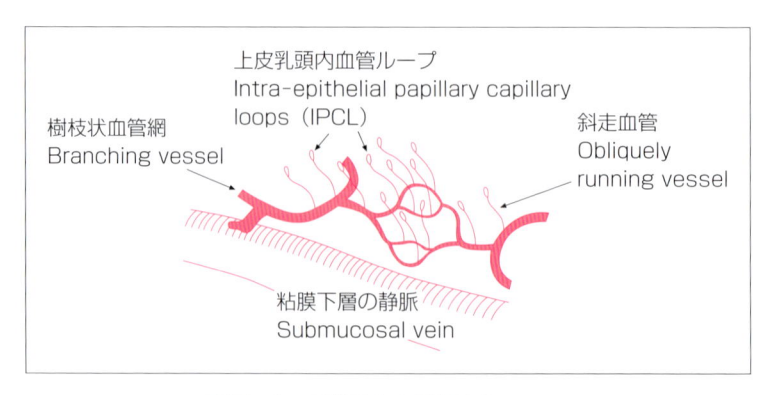

図Ⅲ-4　食道表在血管網のシェーマ
〔Inoue H, et al：Dig Endosc 1996；8：134-138[1]〕

太い血管のことであり，病変が進行しないと変化を捉えにくいので，早期の食道癌を発見するのが困難であった．

　NBI の原理をごく簡単に説明する．普通の白色光では光の三原色である RGB のうち赤い波長（R）は粘膜深部まで届くため，赤い波長が深部の血管を描出していた．NBI では，二つの狭帯域化された光がヘモグロビンによって吸収され血管を描出するが赤い波長がないので最深部の血管は描出されず，上のほうの，すなわち粘膜表層の上皮乳頭内血管が茶色調に，それより深部の血管がシアン調に表示される（**図Ⅲ-5**）．NBI の原理の詳細は成書を参照いただきたい．

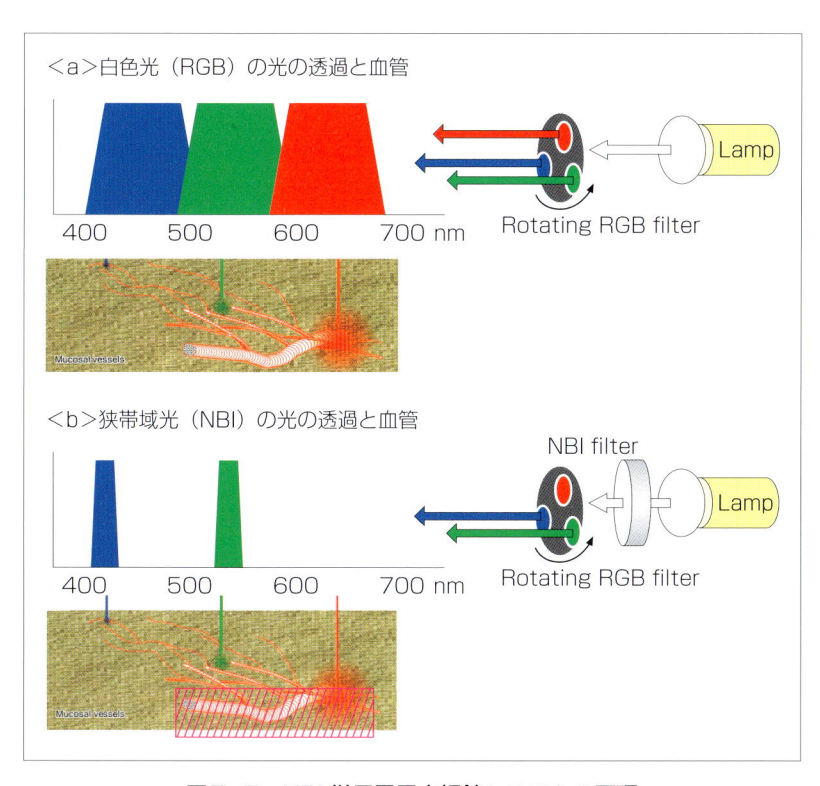

図Ⅲ-5　NBI 併用電子内視鏡システムの原理
〔オリンパスメディカルシステムズ社資料より〕

拡大内視鏡では浅いところにある血管（上皮乳頭内血管）がよく観察できるが，経鼻内視鏡のような細径内視鏡での観察は無理といわれていたが，XP260Nでは図Ⅲ-6で示すように白色光で見える太い血管の間に，NBIを併用することによって細かい茶色い血管（上皮乳頭内血管）があるのがわかる．

　図Ⅲ-7は早期食道癌症例である．飲酒歴も長く，酒量も多い．中部食道に粘液の付着（図Ⅲ-7左上）を認めたため，流水にて洗浄した．白色光観察だけでは病変を発見するのは難しいが，よく観察すると12時から3時方向に褪色調の粘膜を見ることができる（図Ⅲ-7右上）．しかしNBI観察であれば，brownish areaを容易に認識することができ，病変の存在に誰もが気づくことができる．ヨード染色にて広範囲な不染帯を認め，同部位よりの生検にて扁平上皮癌，内視鏡治療を行ったところ，深達度はT1a-LPMであった．

　図Ⅲ-8は，60歳代の高異型度上皮内腫瘍症例である．白色光観察では，食道全体に血管透見像が認められず明らかな病変は指摘できない．NBI観察では，矢印で示した部分にだけ小さなbrownish areaとして描出された．ヨード染色を行うと同部位は不染帯となり，後日，

白色光　　　　　　　　　　　NBI

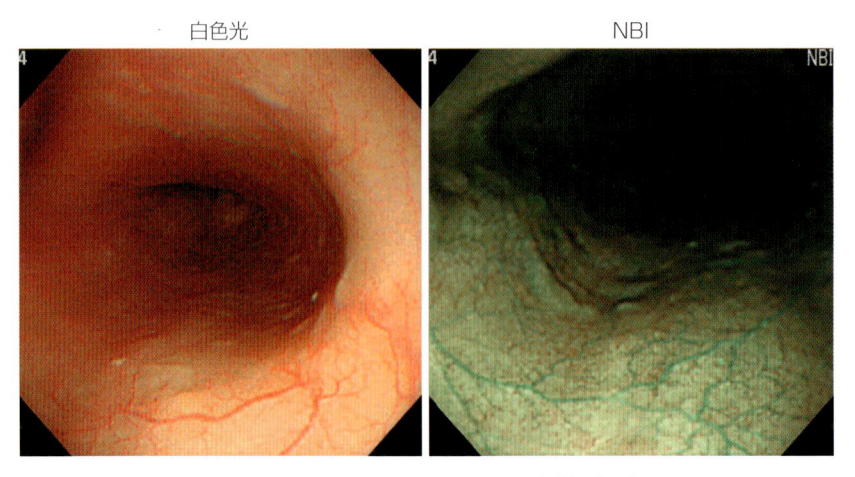

図Ⅲ-6　GIF-XP260Nによる食道の観察

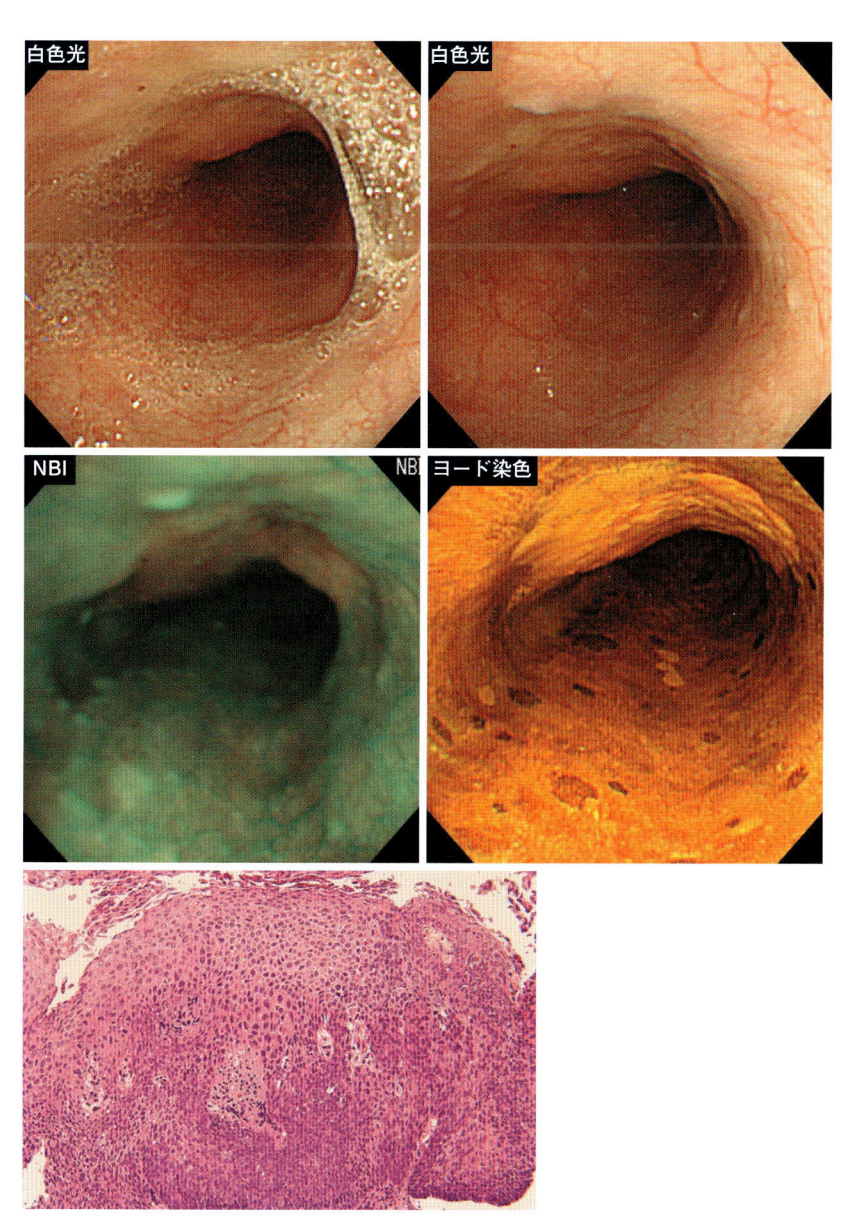

図Ⅲ-7 早期食道癌（GIF-XP260N）
Poorly differentiated, squamous cell Ca, 24×14 mm, LPM, inf a, ly0, v0
〔Kawai T, et al：J Gastroenterol Hepatol 2012：27（Suppl. 3）：34-39[2]〕

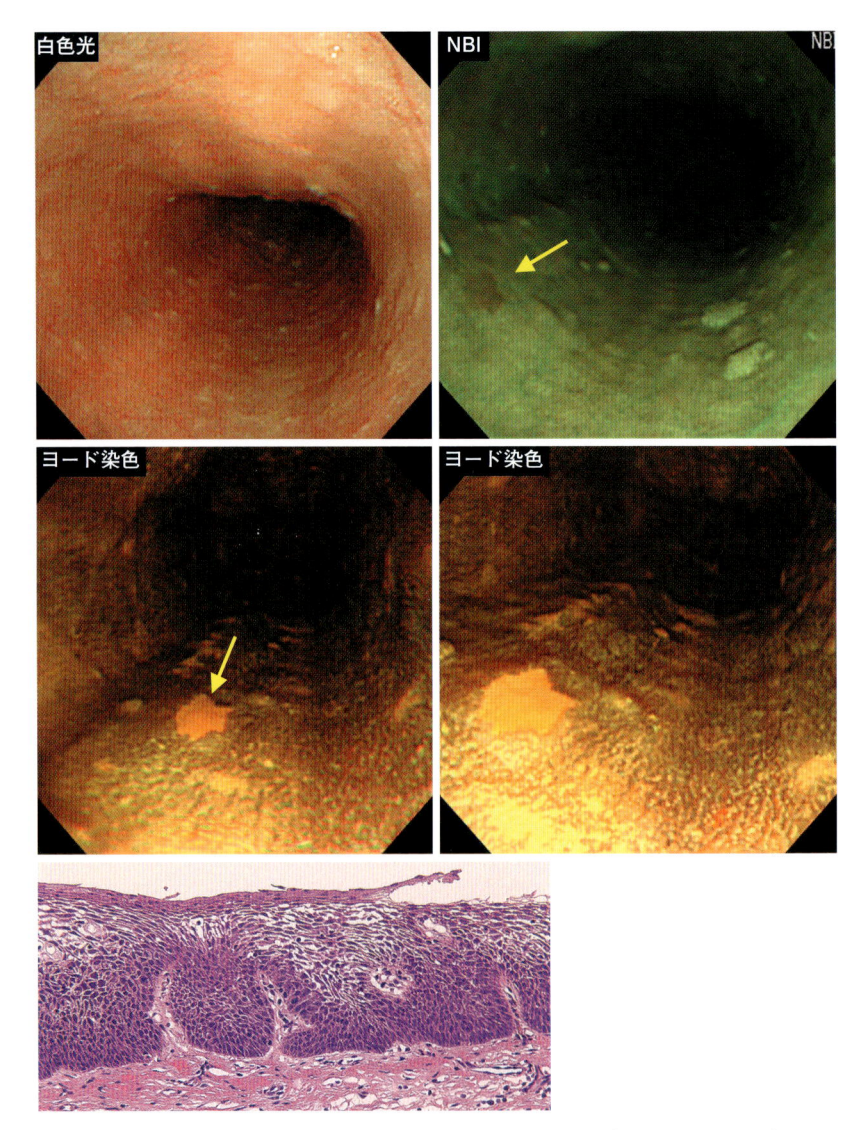

図Ⅲ-8 High grade intraepithelial neoplasia(GIF-XP260N)
〔Kawai T, et al:J Gastroenterol Hepatol 2012;27(Suppl. 3):34-39[2)]〕

内視鏡的粘膜下層剝離術（ESD）を行い High grade intraepithelial neoplasia であった．このように経鼻内視鏡でも NBI を併用すると小さな病変でも発見できる．

また，NBI 観察では，食道にて観察中診断の妨げになる蠕動運動の影響もほとんど受けず，いかなる蠕動時においても brownish area を視認可能である（図Ⅲ-9）．

食道において 5 mm 以上のヨード不染帯が癌や異型であるとする報告（Yokoyama A, et al：Cancer Epidemiol Biomarkers Prev 2006：15：2209-2215)[3] がある．Yokoyama らは 5 mm 以上のヨード不染帯のうち，97％に食道病変があったと報告している．

表Ⅲ-1 にわれわれが検討した結果を示す．51 人の患者の 5 mm 以上のヨード不染帯を有する病変で，経鼻内視鏡を用いて白色光と NBI にて発見率に差があるかを検討した．白色光観察ではわずか 13 人に

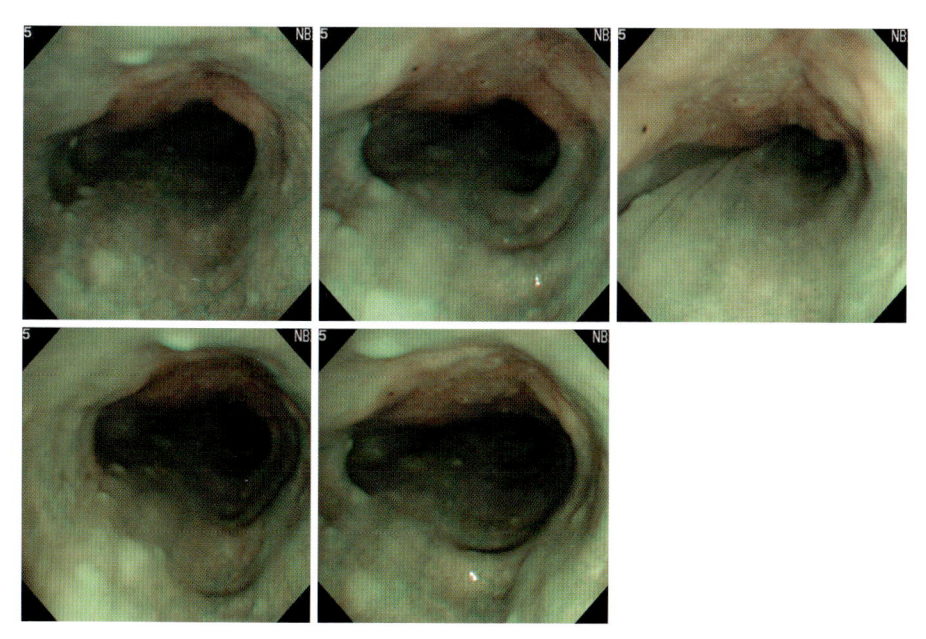

図Ⅲ-9　食道蠕動収縮の問題（GIF-XP260N）

表Ⅲ-1　経鼻内視鏡を用いた食道病変の同定 ― 白色光とNBIの比較

		白色光		NBI	
		＋ (N=14)	－ (N=91)	＋ (N=32)	－ (N=73)
ヨード不染帯	＋ (N=51)	13	38	30	21
	－ (N=54)	1	53	2	52

白色光：Sensitivity 25.4 %，specificity 98.1 %
NBI：Sensitivity 58.8 %，specificity 96.3 %
〔Kawai T, et al：J Gastroenterol Hepatol 2012；27(Suppl. 3)：34-39[2]〕

しか病変を発見できなかったが，NBIでは30人に病変を発見できた．このように，経鼻内視鏡でも100 %には達しないが，NBI併用観察によりかなり多くの食道癌が発見可能である．

3　細径・通常径内視鏡のNBI併用非拡大観察

　以上述べたように，経鼻内視鏡においてNBIを併用することによって，下記のような結果を得た．
　① 検査中の蠕動運動の影響を受けにくかった．
　② 小さな病変も描出可能であった（あぶり出しが可能であった）．
　NBI併用非拡大観察にて，食道癌を含めた病変の視認性が明らかに向上した．
　図Ⅲ-10に示すように，旧タイプの細径内視鏡XP260Nを用いたNBI併用非拡大観察では，病変の視認は可能であるが，癌の確定診断，さらに深達度診断を行うまでには至らない．このことは経鼻内視鏡だけではなく，図Ⅲ-11左上に示すように経口内視鏡でのNBI併用非拡大観察でも同様のことがいえる．したがってその後拡大内視鏡検査を行い，より精密な内視鏡診断を行う必要がある．本症例では日本食道学会分類のB2（ループ形成の少ない異常血管）を認めた．ESDが施行されSM1浸潤と診断された．このように経鼻内視鏡で病変を発

白色光　　　　　　　　　　NBI

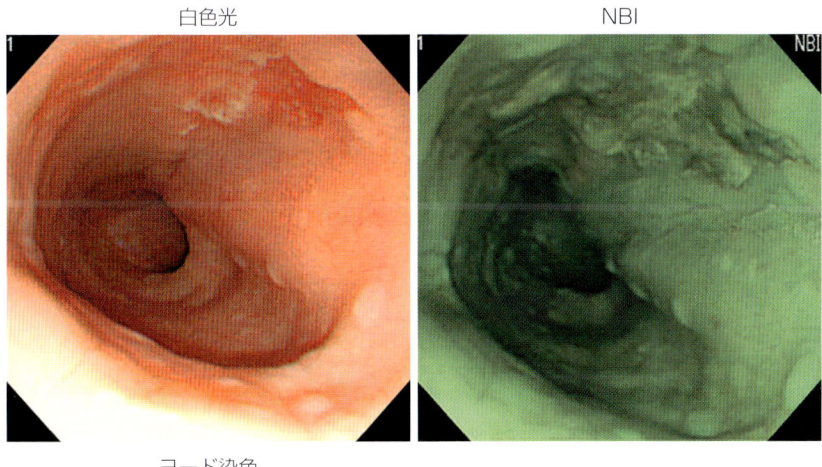

ヨード染色

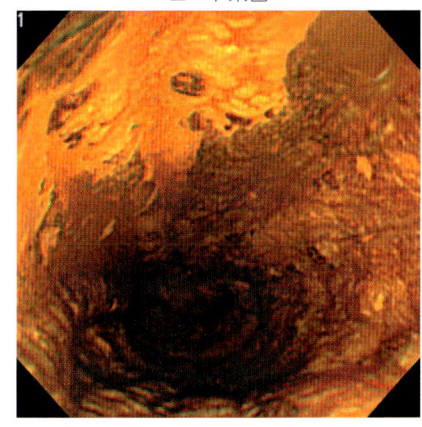

図Ⅲ-10　GIF-XP260N による表在食道癌症例の観察
　NBI 併用非拡大観察では，病変の視認が可能であるが，癌の確定診断，さらに深達度診断には至らない．

見したのちに，治療法の決定に際しては拡大内視鏡による精査が必要となる．

非拡大 NBI　　　　　　　　　拡大 NBI

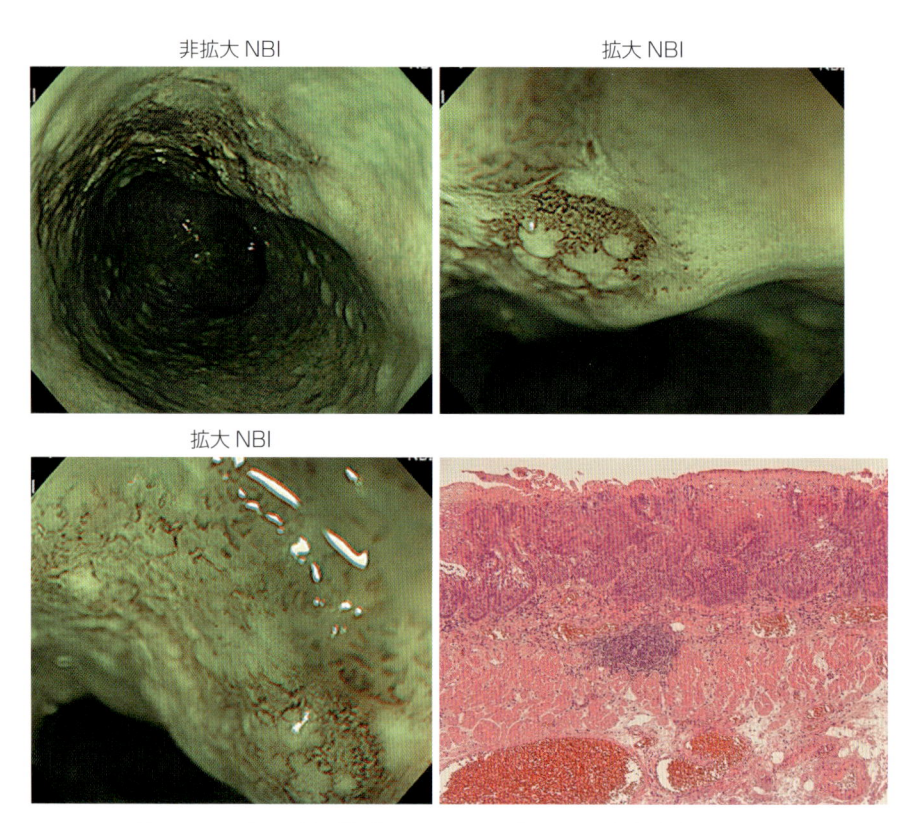

拡大 NBI

図Ⅲ-11　経口内視鏡（GIF-H260Z）による表在食道癌の観察
Squamous cell Ca. moderately differantiated 22×15 mm, pSM1, inf β, ly0, v0

4　FICE による診断

　富士フイルム社の内視鏡に搭載されている FICE（Flexible spectral Imaging Color Enhancement）は，一度取り込んだ画像を電気的に画像処理することで画像強調を実現している．そのため FICE 画像では，IPCL の部分とともにその下に存在する太い血管も強調されている（図Ⅲ-12）．さらに FICE では，画像処理であるため，同じ色に見える部分はすべて同様な変化を受けてしまう．同一の早期食

道癌症例を NBI と FICE の両者の画像を比較する．NBI 観察では 5 時方向の癌の部分のみ brownish area として視認されているが（**図Ⅲ-13**），FICE では，当てている光を NBI のように変えているのでなく，画像処理をしているので，**図Ⅲ-14** のブルーの矢印で示す "癌ではない部分" も，白色光にて癌の部分と同じ色であるため，brownish area のように視認されてしまう．

富士フイルム社の BLI（Blue LASER Imaging）システムを搭載し

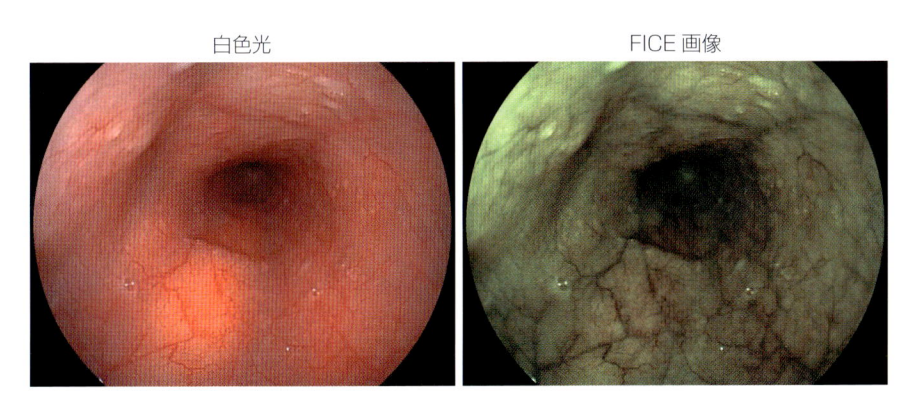

図Ⅲ-12　富士フイルム社の内視鏡画像（FICE）（EG-530NW）

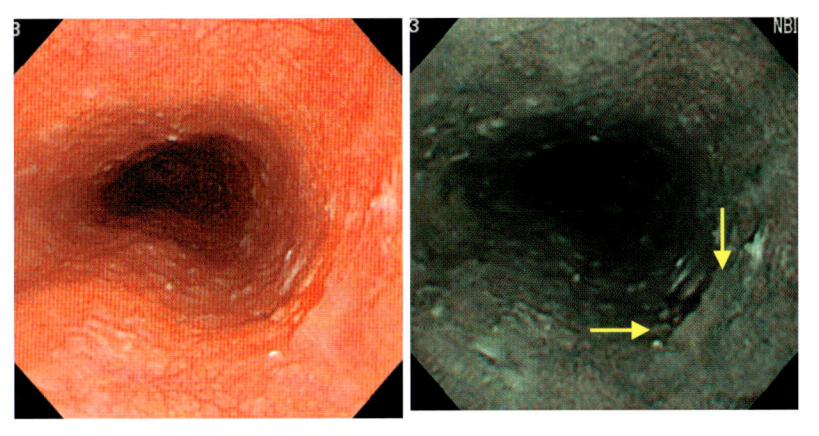

図Ⅲ-13　早期食道癌の画像強調（NBI）（GIF-XP260N）

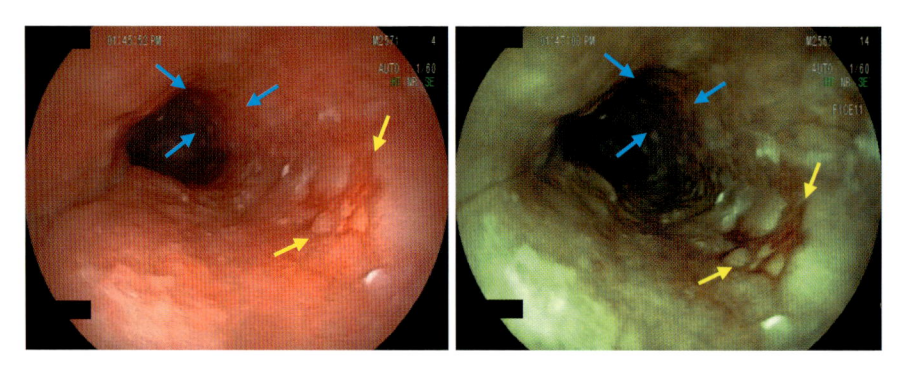

図Ⅲ-14　早期食道癌の画像強調（FICE）（EG-530NW）

た新しい経口の機種では，これらの問題がすべて解決しており，早急に経鼻内視鏡に使用する細径スコープへの BLI 搭載を期待したい．

5　XP290N（NBI）による食道癌のスクリーニング

図Ⅲ-15 は従来の GIF-XP260N による NBI 内視鏡画像である．これまでの経鼻内視鏡でも NBI を併用すると食道癌の存在を brownish area として容易に認識可能である．しかしながら病変に近接しても brownish area の内部の血管を同定することはできず，細径スコープの限界と考えられてきた．しかし新しい細径スコープである GIF-XP290N で NBI を併用し表在食道癌を観察すると，容易に brownish area を視認することができる．さらに NBI 観察のまま近接すると病変部に先に述べた IPCL の変化，ドット状の異常血管が存在することがわかる（図Ⅲ-16）．

同じ病変の経口拡大内視鏡（GIF-H260Z）による NBI 画像を示す（図Ⅲ-17）．もちろん拡大内視鏡には及ばないが，経鼻内視鏡でも近接観察にて brownish area＋異常血管を認めることから，腫瘍性病変と診断することが可能である．

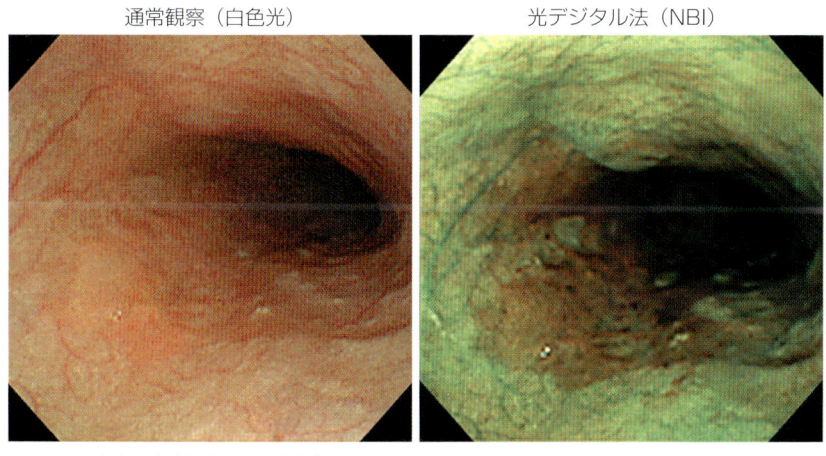

通常観察（白色光）　　　　光デジタル法（NBI）

色素内視鏡（ヨード染色）

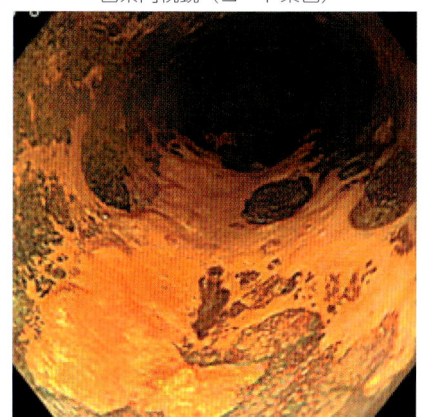

図Ⅲ-15　早期食道癌の画像強調（GIF-XP260N）

Ⅲ　食道癌のスクリーニング観察はどう変わるか

白色光　　　　　　　　　　　NBI

NBI併用近接観察

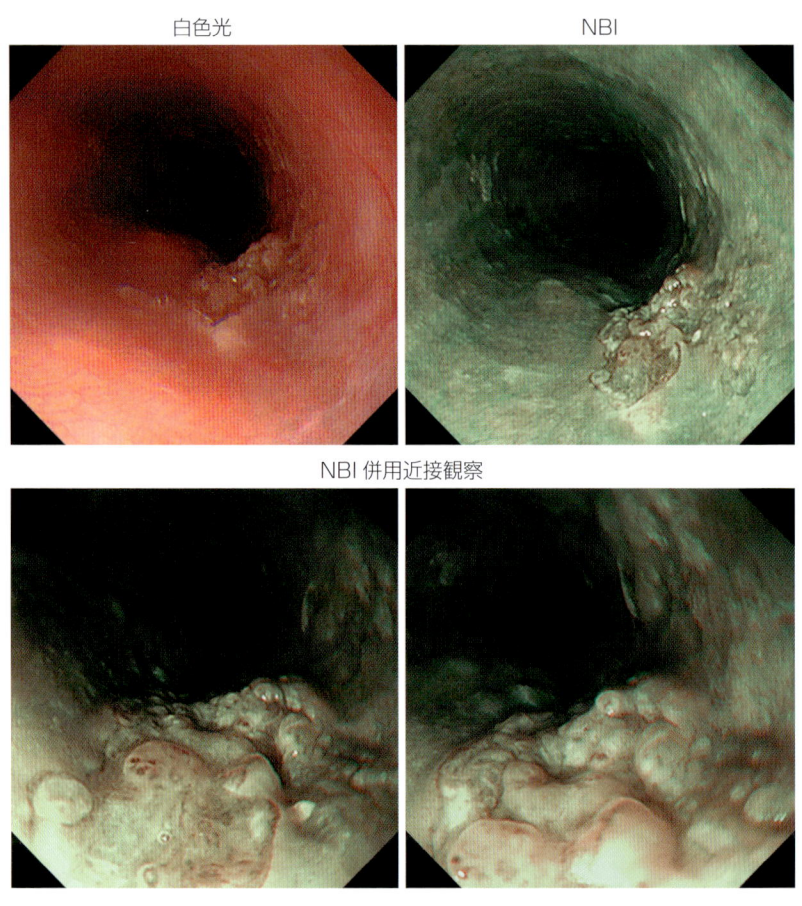

図Ⅲ-16　GIF-XP290Nによる食道癌の観察

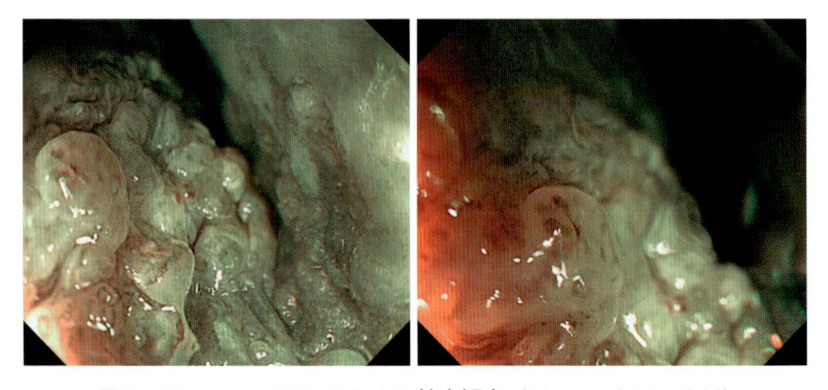

図Ⅲ-17　GIF-H260Zによる拡大観察（図Ⅲ-16と同一症例）

ポイント

- 食道癌の診断においてヨード染色は大変有用ではあるが，患者の負担が大きい．NBIを用いてbrownish areaが観察されたときだけヨード染色を追加するという手順で診断効率が上がる．

- 新しい経鼻内視鏡XP290Nでは，NBI併用観察にて病変をbrownish areaとして視認可能であるとともに，さらにNBI併用近接観察することで，IPCLの変化であるドット状の異常血管を観察することができ，食道癌の診断にきわめて有用である．

- 経鼻内視鏡のNBI観察では，食道観察の妨げになる蠕動運動の影響もほとんど受けないため，いかなる状況でもbrownish areaが視認可能である．

Ⅳ. 胃癌のスクリーニング観察はどう変わるか

　今までの経鼻内視鏡を用いた胃のスクリーニング検査で問題になっていたのは，大きく分けて下記の通りである．
　① 解像度の問題，② 胃蠕動収縮の問題，③ 胃癌の内視鏡所見（存在診断/範囲診断/癌・非癌の鑑別），④ 画像強調の問題．

1 経鼻内視鏡のNBIはインジゴカルミン色素観察に迫れたか

　食道癌は粘膜基底層の部位から発生するため，早期の段階では粘膜面は変化が生じにくい．一方，胃癌では表面凹凸の変化が強いので，インジゴカルミンを撒布すると，コントラストがつき，癌による粘膜皺襞の断裂，先細り，肥大（ばち状，結節状），融合，虫食い像（蚕食像）が認められる．実際に図Ⅳ-1の早期胃癌症例は，白色光で粘膜面の不整な部位を認め，インジゴカルミンを撒布したところ，不整な陥凹性病変を視認可能となった．生検にて分化型癌であり，後日ESDを施行した．これまでの細径（経鼻）内視鏡診断で胃癌を発見する決め手は，表Ⅳ-1に示すようにインジゴカルミンの色素撒布に

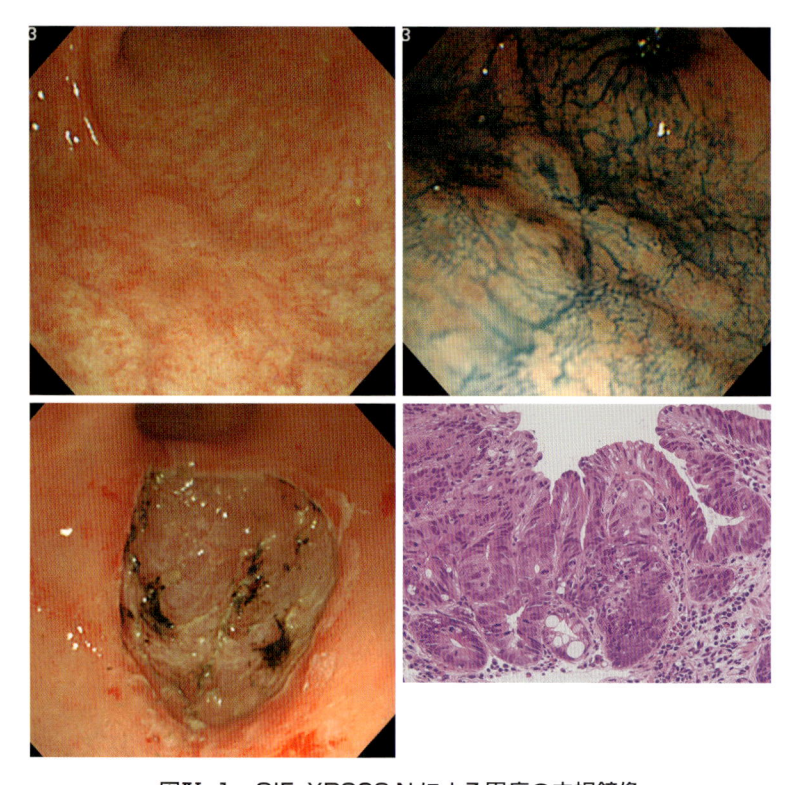

図Ⅳ-1　GIF-XP260 N による胃癌の内視鏡像
tub1, 13×8 mm, M, UL (-), ly0, v0
〔Kawai T, et al：New Challenges in Gastrointestinal Endoscopy. 2008 pp.79-86[1]〕

表Ⅳ-1　細径（経鼻）内視鏡を用いた早期胃癌・腺腫の同定
―白色光・NBI・インジゴカルミン撒布法の比較

		白色光	画像強調観察	
			NBI	インジゴカルミン撒布法
早期胃癌	計	14	14	19
	陥凹型	6	6	7
	隆起型	8	8	12
		白色光	NBI	インジゴカルミン撒布法
腺腫	計	6	6	8

よる観察で，白色光および NBI 観察よりも診断能が高かった．

図Ⅳ-2 は XP260NS で撮影した早期胃癌(腺腫内癌)症例であるが，NBI モードでは，図Ⅳ-2 下段右のように暗く，画像もぼんやりしていて，粘膜面はほとんど観察ができない．一方，インジゴカルミンを撒布すると（図Ⅳ-2 上段右），病変全体がはっきりし，さらに粘膜面の凹凸が確認できる．

同じ症例を富士フイルムの EG-530NW にて観察すると（**図Ⅳ-3**），XP260NS より白色光にてややクリアに観察でき，FICE でも明るく，

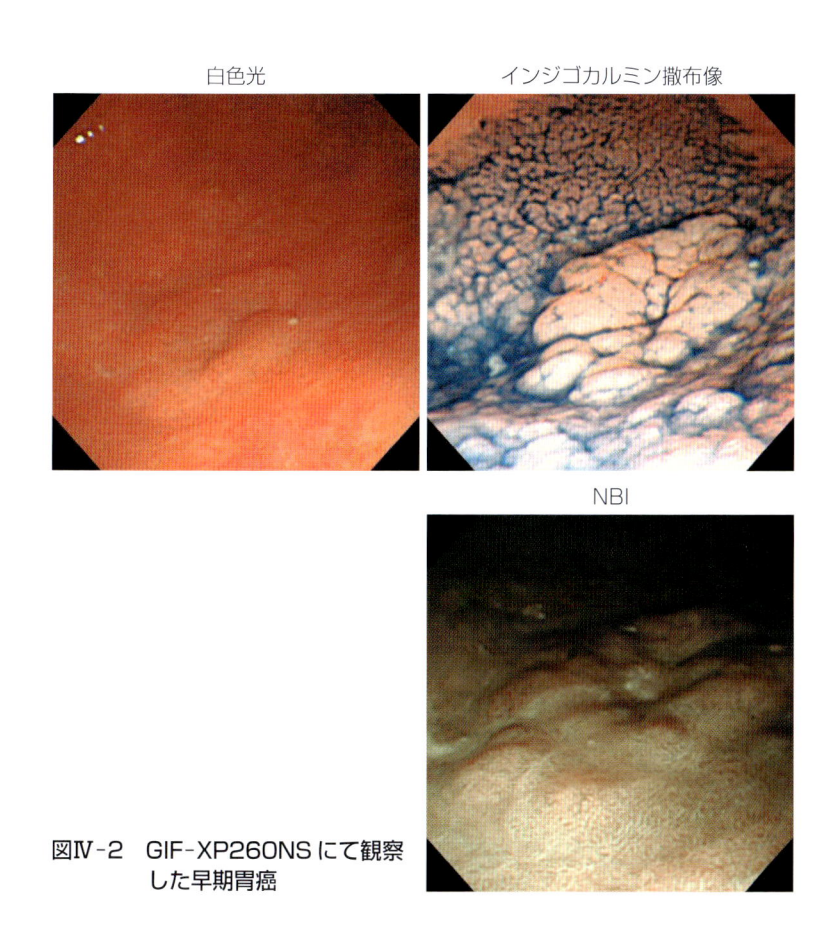

白色光　　　　　　インジゴカルミン撒布像

NBI

図Ⅳ-2　GIF-XP260NS にて観察した早期胃癌

白色光 インジゴカルミン撒布像

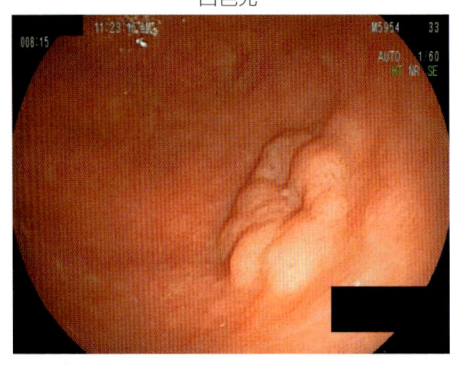

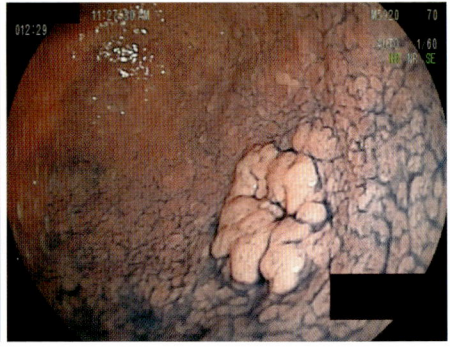

FICE

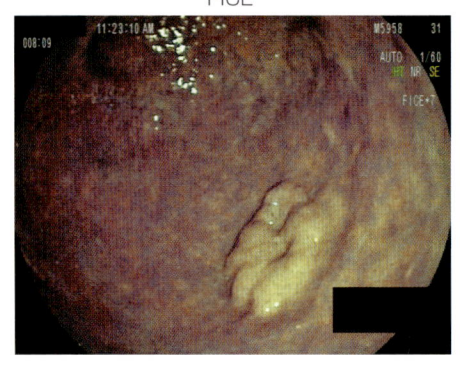

図Ⅳ-3 EG-530NW（富士フイルム）
にて観察した早期胃癌
（図Ⅳ-2と同症例）

　粘膜面の凹凸も視認可能だった．インジゴカルミン色素撒布では，病変の輪郭・凹凸がさらにクリアになる．白色光・FICE観察ではわかりにくかった後壁側への病変の伸展も確認でき，やはりインジゴカルミン色素撒布の視認性がもっとも良いことがわかる．

　白色光において病変を視認することが困難な早期胃癌症例（**図Ⅳ-4**）において，同様にFICEを二つの条件にて観察するもやはり病変の視認は困難であった．一方，この病変にインジゴカルミン色素撒布を行うと，胃角後壁に周辺不整で表面凹凸を伴う平坦な病変が描出された．

　PENTAXのEG1690 Kを使用した場合（**図Ⅳ-5**）は，白色光にて，胃体部大弯に陥凹性病変を認める．i-scan modeにて観察すると，や

白色光	FICE
FICE	インジゴカルミン撒布像

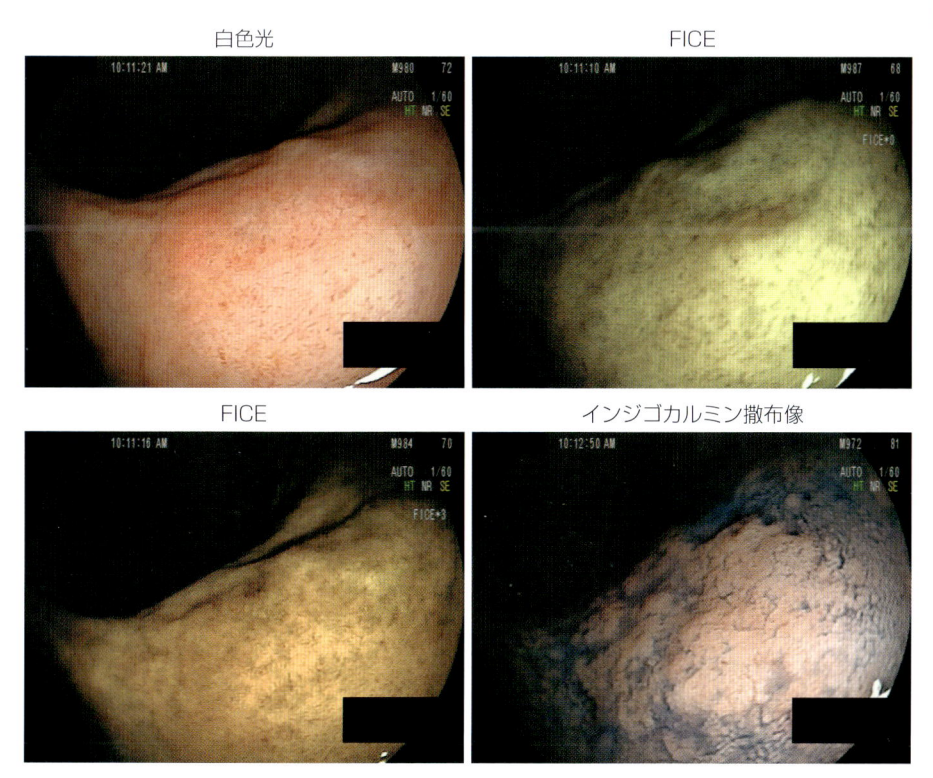

図Ⅳ-4 白色光やFICEで視認困難な早期胃癌症例（EG-530NW）

はり全体に明るく，さらに病変の範囲（広がり）が後壁側に伸展していることを診断しやすい．インジゴカルミン色素撒布を行うと，陥凹部辺縁の中断・蚕食像を観察しやすくなる．

　以上より，これまでの細径スコープでは，NBI，FICE，i-scanにて白色光よりは視認性が向上するもインジゴカルミン色素撒布には及ばないということがわかる．

Ⅳ　胃癌のスクリーニング観察はどう変わるか

白色光　　　　　　　　　　　i-scan

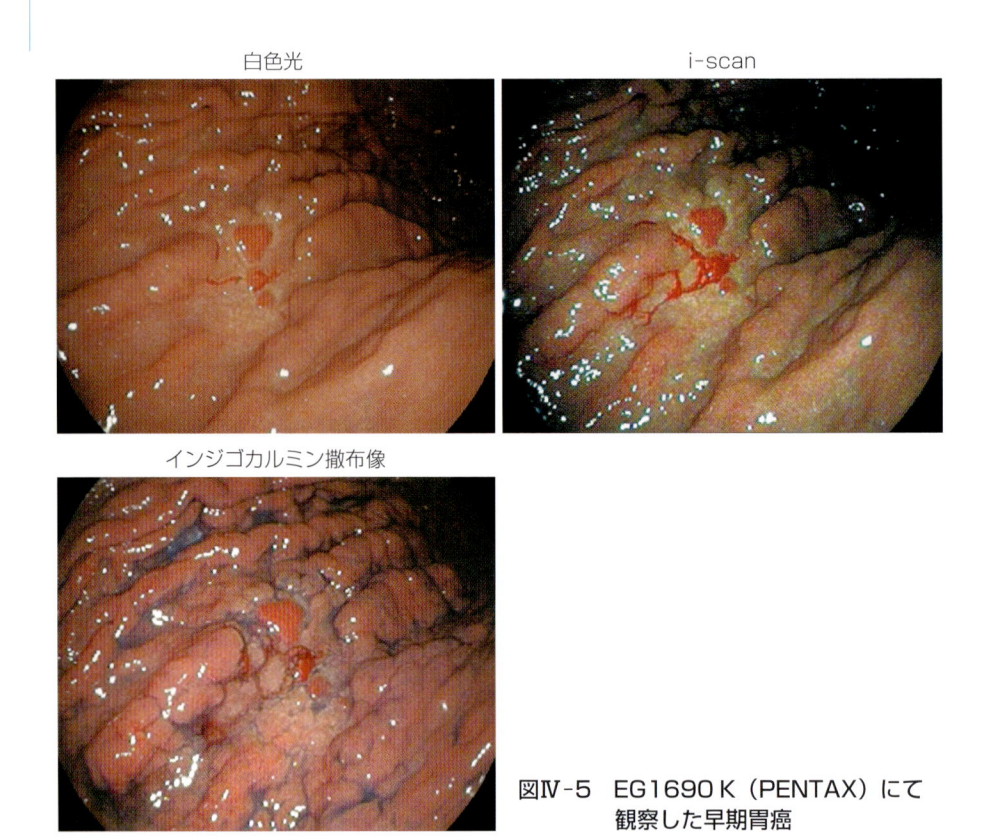

インジゴカルミン撒布像

図Ⅳ-5　EG1690K（PENTAX）にて観察した早期胃癌

2　ハイビジョン画像に迫るXP290NのNBI画像

　図Ⅳ-6は第Ⅰ章で提示した症例（図Ⅰ-7，8，15〜16頁）で，XP260NSとXP290Nの画像を比較したものだが，一目見ただけで，XP290Nは白色光においてもXP260NSに比べて明るく，病変もきれいに見える．インジゴカルミン色素撒布像では，XP260NSとXP290Nの画像に明らかな差は認めないが，NBI併用近接観察において，XP260NSでは暗く，近接しても粘膜面は十分に観察することは困難であった．一方，新しいXP290Nでは明るく，さらに近接観察

GIF-XP260NS

GIF-XP290N

   白色光   インジゴカルミン撒布像   NBI（近接観察）

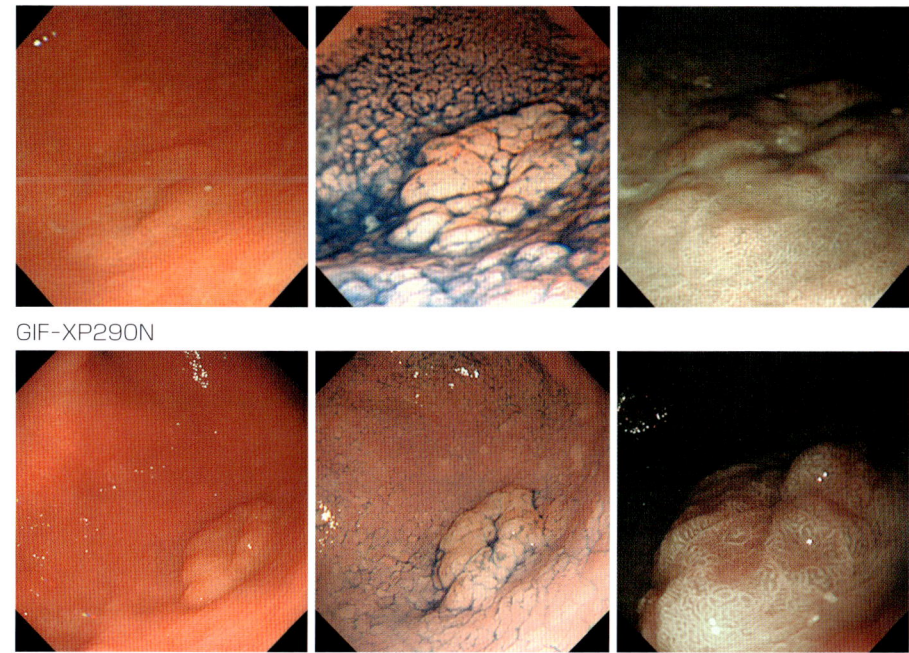

図Ⅳ-6　GIF-XP260NS と GIF-XP290N の比較
Gastric Ca in adenoma〔tub1，pT1a(M)，ly0，v0，pHM0，pVM0〕

を行うと粘膜構造の異常を視認可能であった．

　XP290N では陥凹性病変を診断する場合でも同様に近接観察することにより，GIF-H260Z（非拡大）で観察した画像とほぼ同様な内視鏡像が得られる（**図Ⅳ-7**）．どちらがハイビジョンなのか見分けがつかないくらいの像が得られている．NBI 近接画像では，癌と正常粘膜の境界（demarcation line）がある程度判別できる．これまでの経鼻内視鏡（XP260N シリーズ）では，このような画像を捉えることはできなかった．もちろん同病変に対して H260Z による拡大観察（**図Ⅳ-8**）を行えば，demarcation line ばかりでなく，病変部陥凹部の異常血管をも観察できる．拡大観察には及ばないが，XP290N では腫瘍

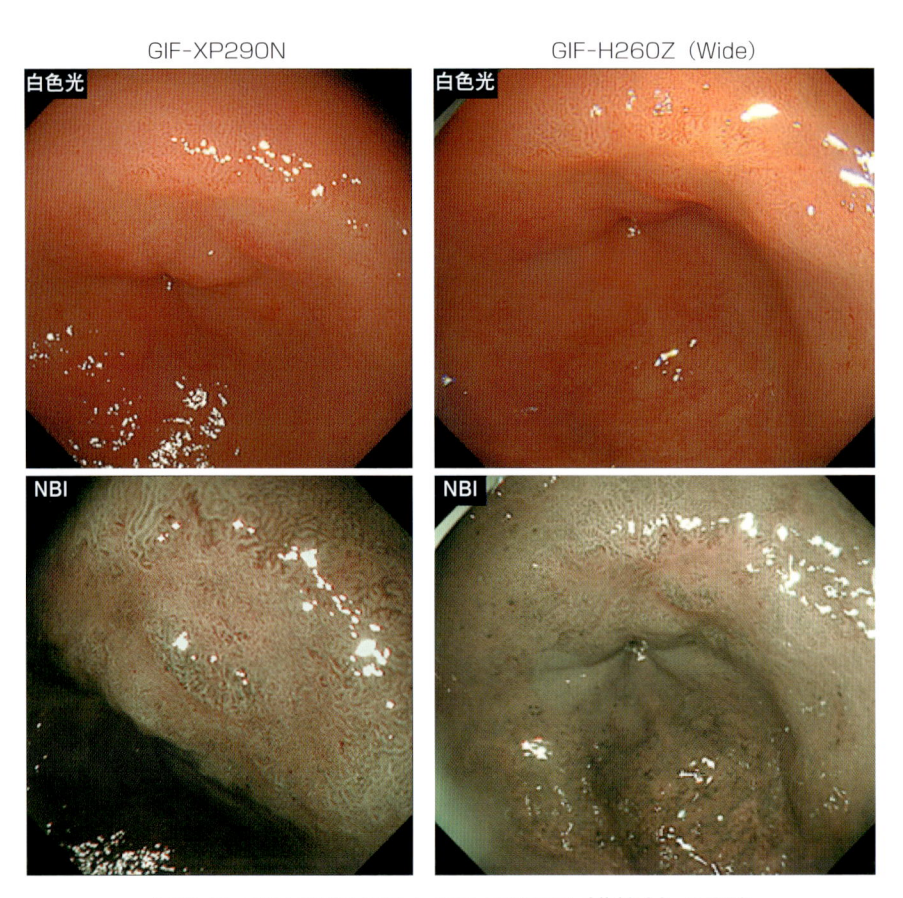

図Ⅳ-7　GIF-XP290NとGIF-H260Z（非拡大）の比較
Gastric Ca〔0-Ⅱc, tub1, pT1a(M), ly0, v0, pHM0, pVM0〕
〔Kawai T, et al：Evolution of Ultra thin endoscope. Dig Endosc　2013：25：467[2]〕

性病変か非腫瘍性病変かを区別することが，NBI近接観察にて可能となった．今までの経口内視鏡（Q260など）の通常モードよりも，非拡大での画質はよくなっていると言っても過言ではないであろう．

　生検については別項で記載するが，ここまで微細構造が観察可能になってくると内視鏡観察による質的診断が可能となり，経鼻内視鏡において生検回数を減らすことが可能となる．2012年に日本消化器内

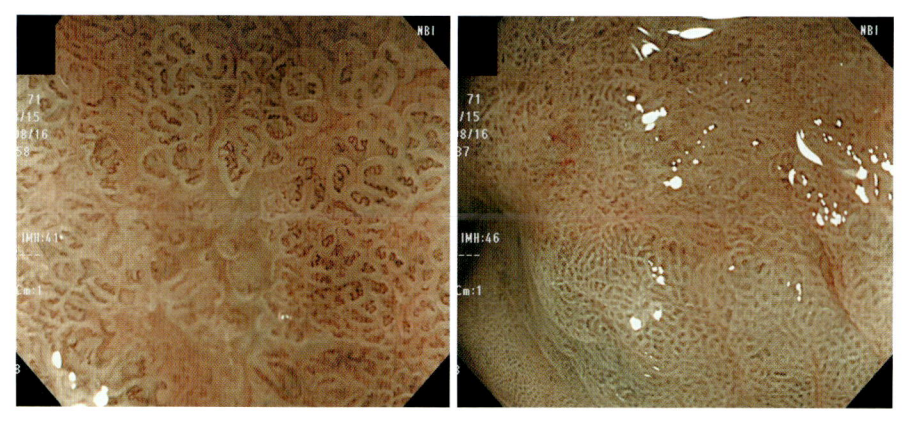

図Ⅳ-8 NBI 拡大内視鏡像（GIF-H260Z）
Gastric Ca〔0-Ⅱc，tub1，pT1a(M)，ly0，v0，pHM0，pVM0〕

視鏡学会から「抗血栓薬服用者に対する消化器内視鏡診療ガイドライン」(Gastroenterol Endosc 2012；54：2073-2102)[3] が公示されており，生検は必要最低限にとどめたいという医療側の考え方からも，XP290N の NBI 近接画像は歓迎されるものである．

3 超近接観察において粘膜構造の観察が可能

これまでの XP260N シリーズでは，病変を認めた場合に白色光で近接観察を行っていた．図Ⅳ-9 は白色光観察により不整な陥凹を認めた症例である．NBI に切り替え観察を行ったが，近接しても暗く，さらにピントも合わず診断することができない．そこでインジゴカルミン色素撒布を行い，凹凸を強調させて診断した．

一方，XP290N では，明るく解像度もアップしている．NBI 併用超近接観察することにより，粘膜構造を観察することが可能となり，図Ⅳ-10 右下のように病変部の粘膜模様消失，周囲粘膜との demarcation line を認めることから，Kaise ら（Kaise M, et al：Endoscopy 2009；

白色光　　　　　　　　　白色光

NBI　　　　　　　　　インジゴカルミン撒布像

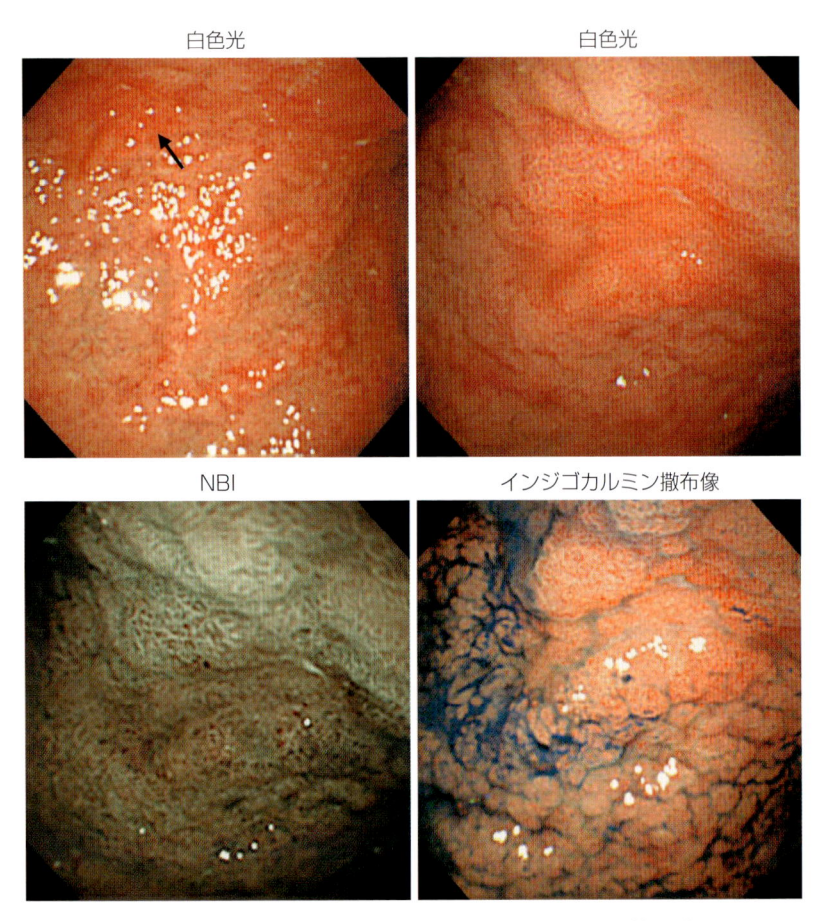

図Ⅳ-9　XP260NS の白色光観察で発見された早期胃癌
Gastric Ca〔0-Ⅱc, tub1, pT1a（M）, ly0, v0, pHM0, pVM0〕

41：310-315)[4] の拡大 NBI 観察所見に準じて，胃癌と診断できるようになった．

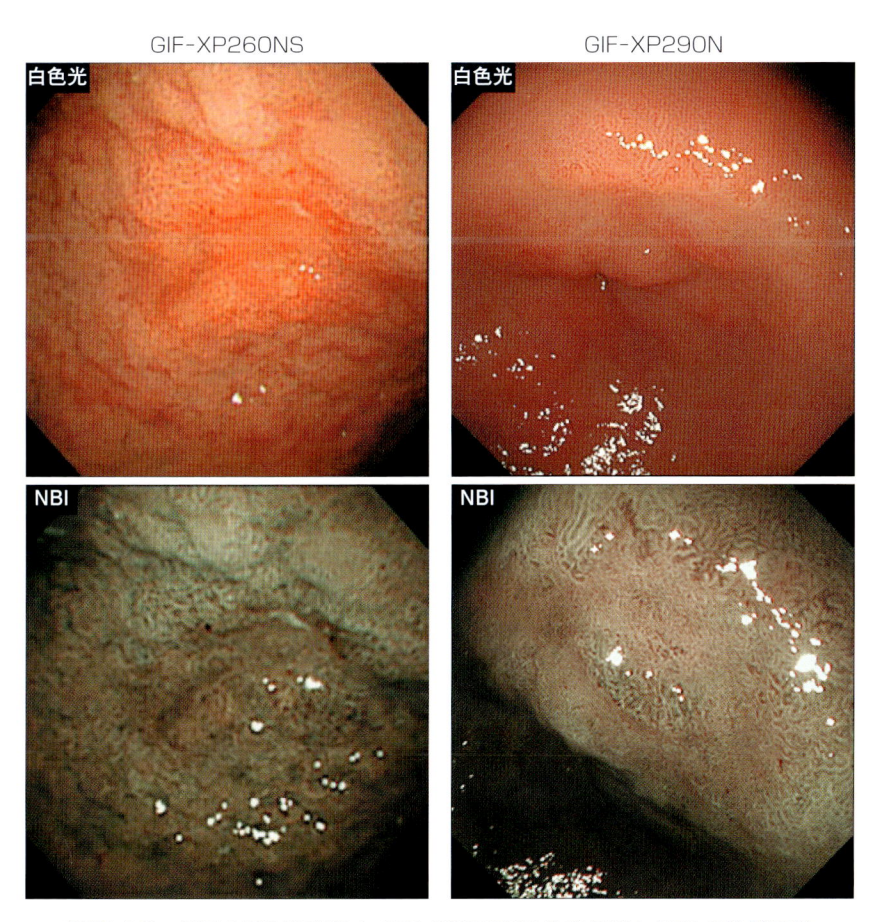

図Ⅳ-10　GIF-XP260NS と GIF-XP290N の白色光と NBI の比較画像

> **ポイント**
>
> - GIF-XP290N（NBI）は，光量増加によりこれまで不可能であった胃内の遠景観察が可能となった．
>
> - GIF-XP290N（NBI）は，超近接観察において胃の粘膜構造の観察が可能となり癌の質的診断も可能となった．
>
> - GIF-XP290N（NBI）は，インジゴカルミン色素観察よりも，詳細に胃の粘膜構造を観察可能であった．

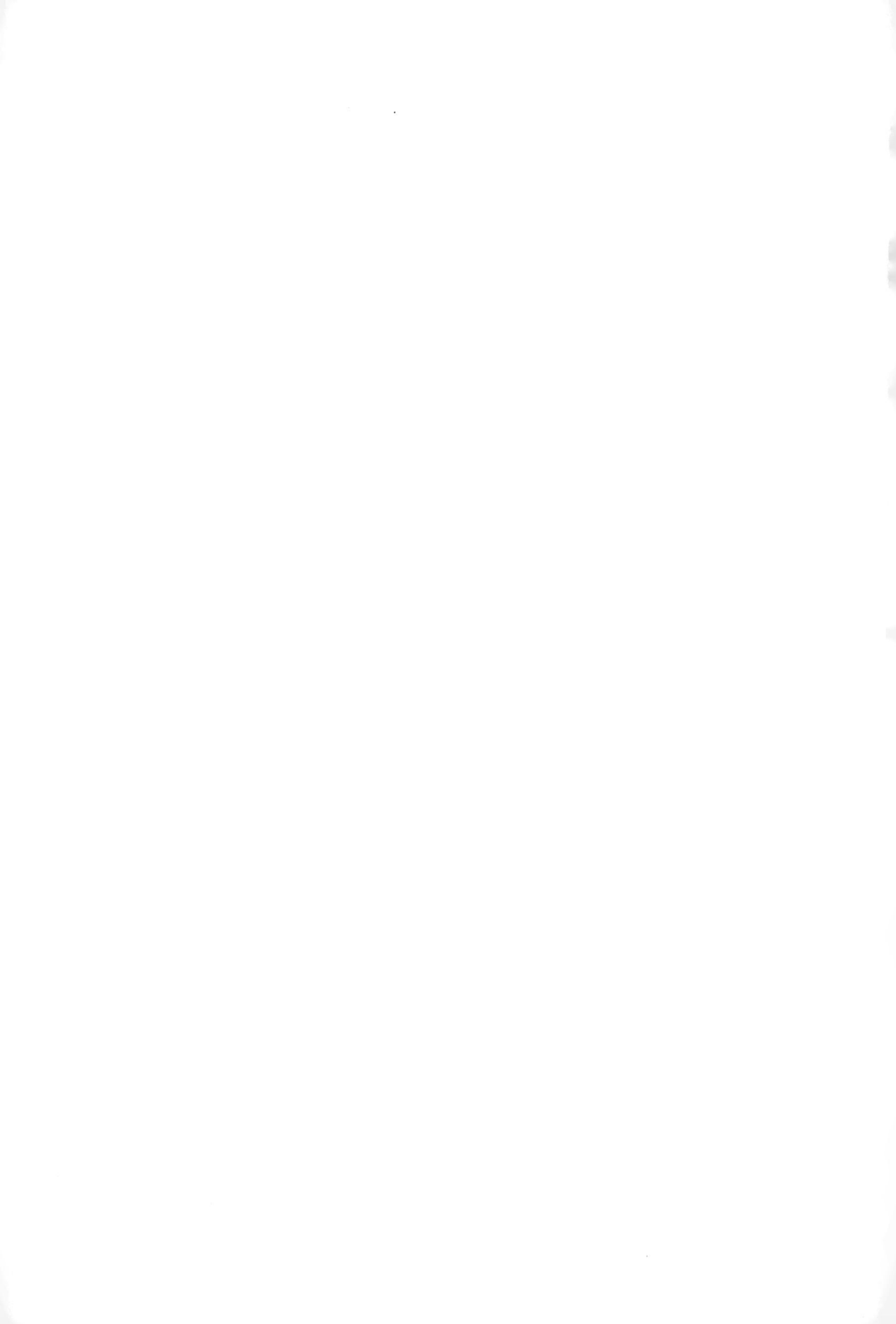

V. 生検の問題は解決されたか

　経鼻内視鏡における生検でこれまで問題になっていたのは，大きく分けて下記の通りである．
　① スコープや鉗子の構造により生検困難部位があること
　② 採取できる組織の大きさが限られていること

1　SB 鉗子とその問題点

　噴門部などの生検を行う際，先端に強いアングルをかける必要があり，従来の細径スコープでは生検はかなり困難であった．十二指腸下行脚の病変の生検の際も，たわみ過ぎて生検鉗子を鉗子孔から出すことができず，生検を断念せざるをえない場合があった．
　そこで経鼻（細経）内視鏡による上部消化管の組織生検用に開発されたのが住友ベークライト社のSB鉗子（**図V-1**）である．この鉗子は先端を短くし，カップを小さくしてあるので，アングルの影響をほとんど受けなくなった（**図V-2**）．また，**図V-3**右のように，カップの横に孔を4カ所開け，組織挫滅を防ぐように工夫してある．**図V-4**のようなジャンクションからすぐのところでも，組織は採取できる．

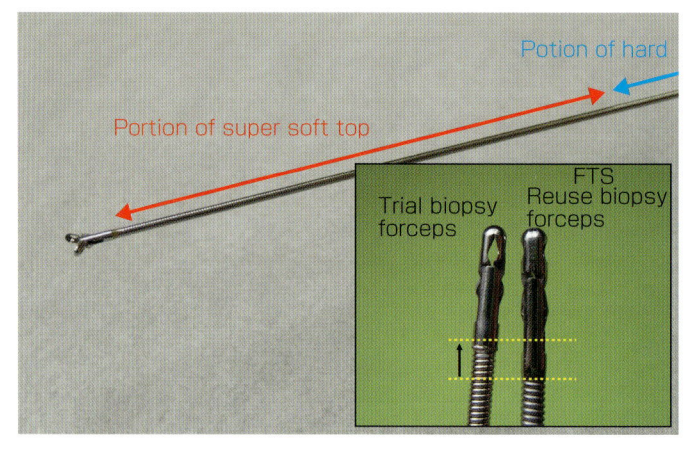

図V-1　New trial product biopsy forceps
　　　（SB鉗子，住友ベークライト社）

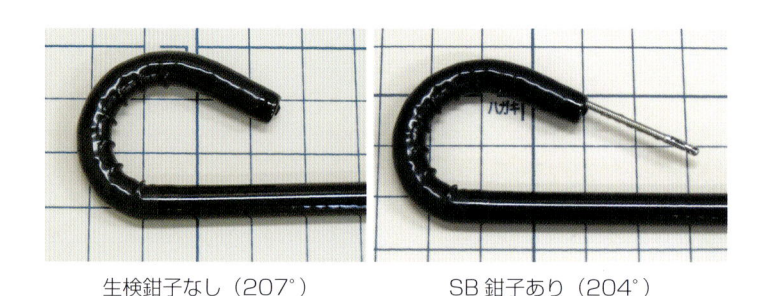

生検鉗子なし（207°）　　　　SB鉗子あり（204°）

図V-2　生検鉗子（SB鉗子）挿入によるスコープのアングル

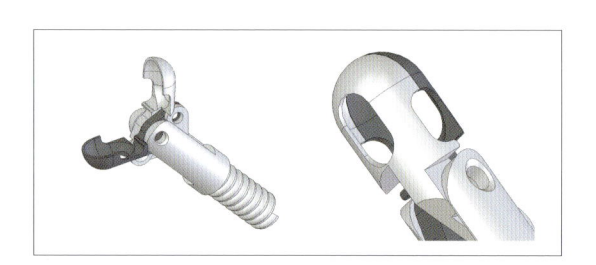

図V-3　住友ベークライト社の経鼻内視鏡生検鉗子の特徴
① 先端が柔軟で，内視鏡の反転操作を妨げない．
② カップに刃付け処理を施したため，粘膜を確実に喰いきることができる．
③ カップに4カ所孔を設けたため，大きく粘膜を採取することも可能．

ただし，屈曲部の通過を可能にするため，通常の生検鉗子よりやわらかくなっている．したがって，このやわらかさが短所となり鉗子孔から長めに生検鉗子を出して遠くの組織を取ろうとすると，コシがないため図V-5のように折れ曲がってしまい，狙った部分を的確に生検

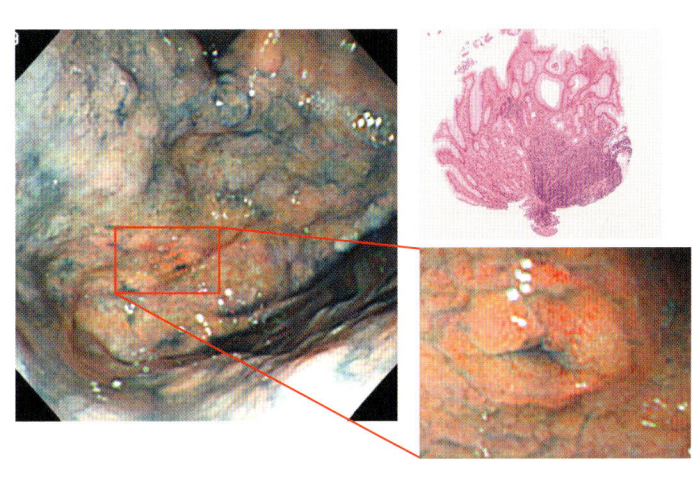

図V-4　SB鉗子による生検

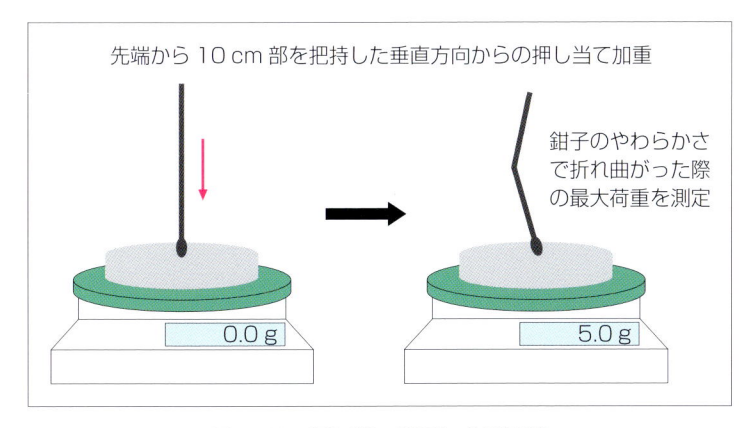

図V-5　押し当て加重による評価
結果：オリンパス社製リユース鉗子　　27 g
　　　富士フイルム社製リユース鉗子　14 g
　　　SB鉗子　　　　　　　　　　　　6 g

することが困難になってしまう．

2　Radial Jaw 4Pの登場

　これらの問題を解決したのがRadial Jaw™ 4P（ボストンサイエンティフィック社）である．先端から25 mmの部分を持ってシャフトの柔軟性を測定したものが図V-6で，コシが強いので遠くの病変も狙うことができる．

　このシャフトは直進性と柔軟性を兼ね備えており，図V-7のごとくスコープの屈曲を妨げず，細径スコープの鉗子負けが低減した．とくにオリンパス社のスコープは影響を受けない．図V-8に示すように，噴門部直下の小さなポリープの生検も可能になった．

　食道の生検は滑るのでとても困難であったが，ワニ口の部分の改良により，生検操作時に滑らないようになり，押しつけるだけで組織が

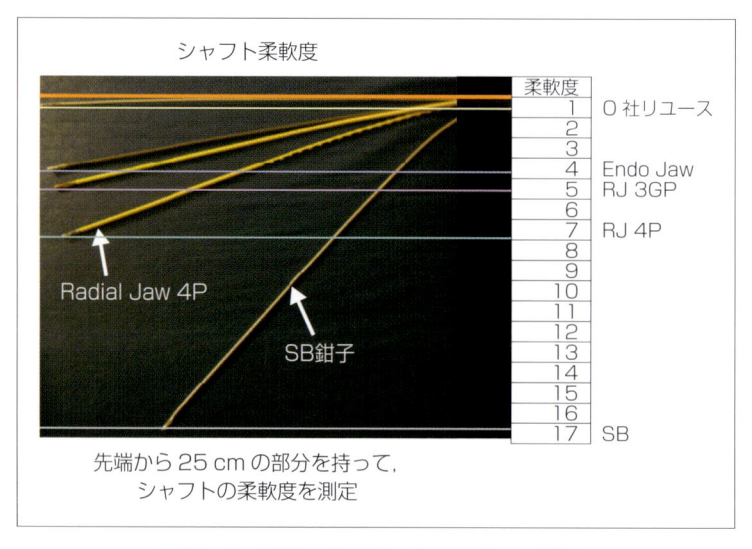

図V-6　各種生検鉗子のシャフトの柔軟度

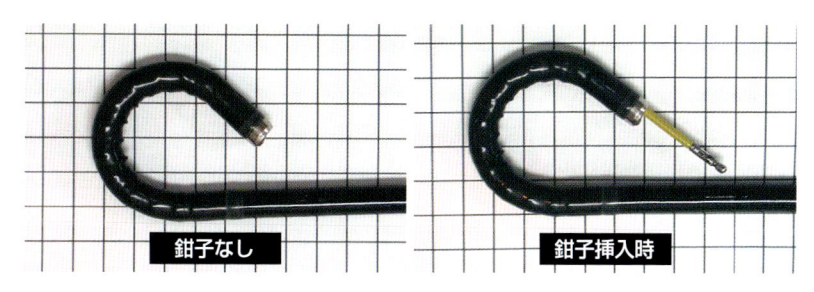

図V-7　生検鉗子（Radial Jaw 4P）の細径スコープに及ぼす影響

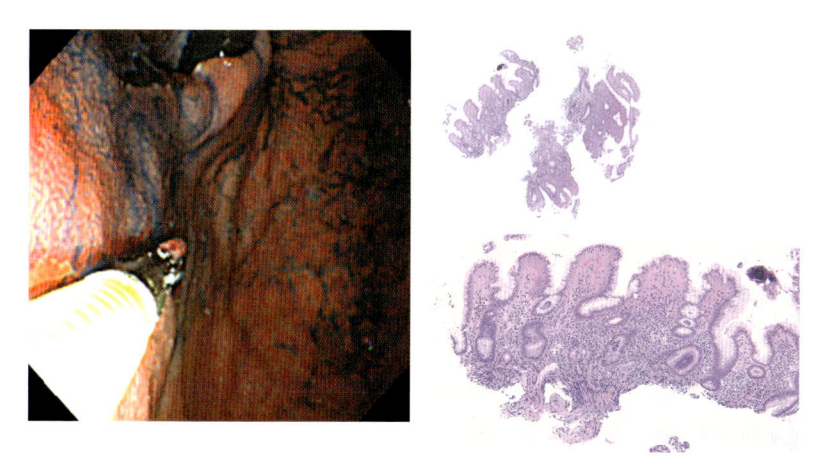

図V-8　噴門部直下の小さなポリープの生検

取れるようになった．これまではこの滑りのために，ダウンアングルで押しつけ，吸引をかけることにより粘膜が入り込んでくるのを利用して採取していたが，経鼻内視鏡ではダウンアングルをかけられないため，生検を行うことは困難であった．

　もう一つの特徴は標本の大きさである．経鼻内視鏡の鉗子孔は2.0 mmであるため，使用可能な鉗子径は1.8 mmとなる．小さい鉗子にて採取すると標本も小さくなり，病理診断に影響を及ぼすことが懸念される．味岡ら（味岡洋一：Technical Spotlight Vol 17；1-8）[1]は，有意差はないものの経鼻内視鏡の標本は，通常径のスコープの標本より

小さいと指摘している．実際に胃角部前壁の胃癌から採取した生検標本の比較を示す（**図Ⅴ-9, 10**）．以前に通常スコープ対応の細径鉗子にて採取した標本（図Ⅴ-10左）と，Radial Jaw 4P（図Ⅴ-10右）にて同部位から採取した標本では，明らかに Radial Jaw 4P で採取した

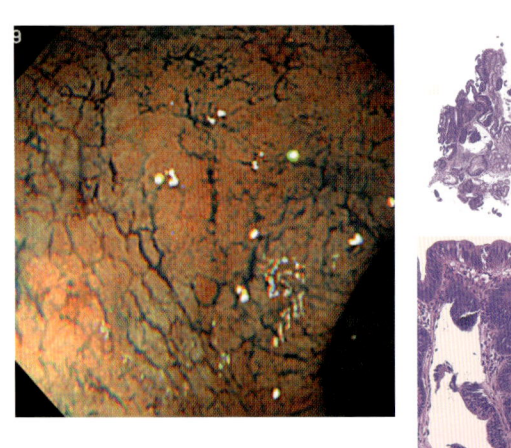

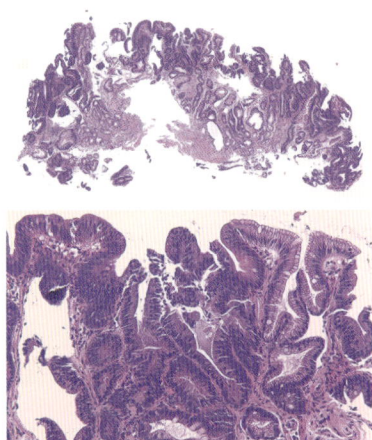

図Ⅴ-9　胃癌の生検

従来のリユース鉗子
（鉗子口径 1.8 mm）

Radial Jaw™ 4P
（鉗子口径 1.8 mm）

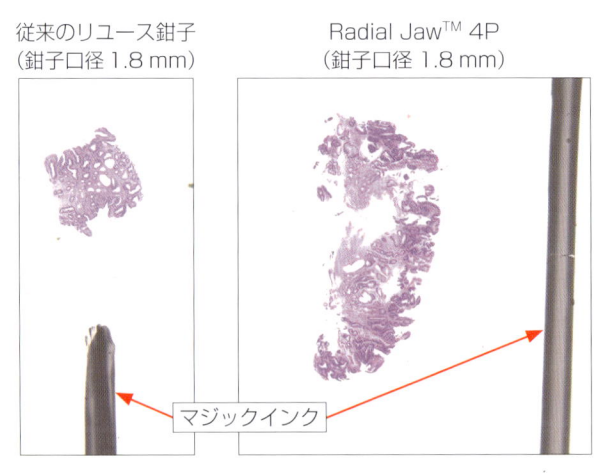

マジックインク

図Ⅴ-10　生検標本の大きさの比較検討

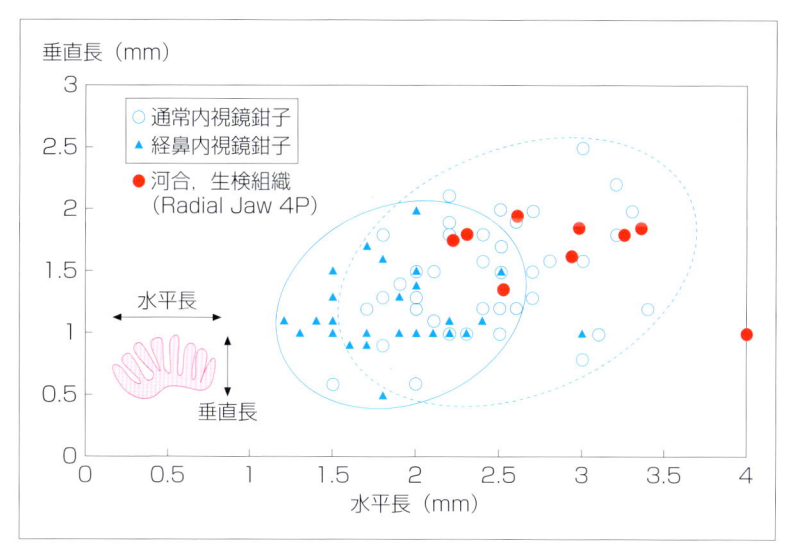

図V-11　Radial Jaw™ 4Pで採取した胃生検標本の大きさ比較（垂直切れ標本）
〔味岡洋一：Technical Spotlight Vol 17：1-8[1]〕

標本が大きい．また今回われわれが経鼻内視鏡においてRadial Jaw 4Pを用い採取した標本を味岡教授に評価していただいたところ，通常径スコープとほぼ同等な大きさの標本が採取できていた（図V-11）．

　経鼻内視鏡において観察・診断がもちろんもっとも重要なポイントであるが，生検診断も重要であり，経鼻対応の生検鉗子を使用することも重要な工夫の一つである．

ポイント

- 経鼻内視鏡においても，経鼻対応の生検鉗子を使用することにより，いずれの部位でも的確な狙撃生検が可能になった．

- 噴門部周囲，体上部の先端に強いアングルをかける生検手技においては，SB 鉗子を用いると狙撃生検が容易に行える．

- 食道および胃体部の見下ろしの生検手技では，Radial Jaw 4P 鉗子を用いると，鉗子が滑らず的確に生検できる．

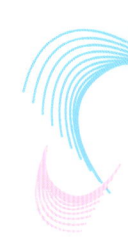

VI. 新型経鼻内視鏡の応用

1 食道の異所性胃粘膜の観察

　食道入口部を越え，上部食道に異所性胃粘膜を認めることがある．これまでの経鼻内視鏡（XP260N シリーズ）の NBI 観察では，図VI-1 の上段右の写真くらいが限界で単に brownish area として視認することしかできなかったが，新型経鼻内視鏡である XP290N では NBI 近接観察にて粘膜構造を観察することが可能である（図VI-1 下段）．本症例では粘膜構造は胃粘膜にある腺構造が保たれており，腫瘍性変化でなく異所性胃粘膜であることを容易に診断できる．

白色光　　　　　　　　　NBI観察

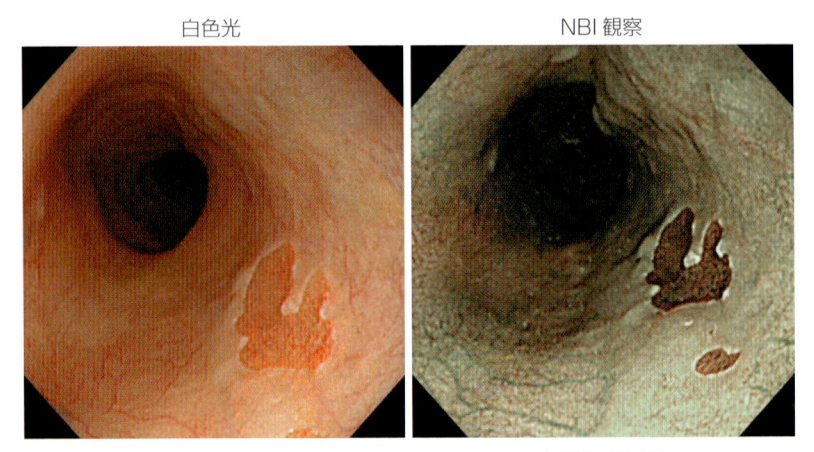

NBI近接観察

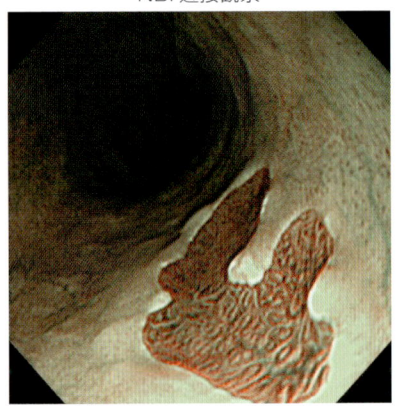

図Ⅵ-1　異所性胃粘膜の観察
　　　　（GIF-XP290N）

2　経鼻内視鏡による Barrett 食道の診断

　筆者はこの新しい細径内視鏡（XP290N）を用いて，Barrett 食道の診断に応用することを考えている．「どうしてわざわざ経鼻内視鏡で Barrett 食道を観察するのか」に対する答えとして以下があげられる．

① 苦痛が少ないため，食道胃接合部をゆっくり，じっくり観察できる．
② 意識下内視鏡であるため，深吸気で，柵状血管を観察同定することができる（sedation 下では，深吸気の観察が難しく柵状血管を同定することが困難である）．
③ 近接観察にて，Barrett 食道の粘膜構造を観察可能である．
④ 生検により組織採取が可能である．

　Barrett 食道を診断する際の日本食道学会の定義では，息を吸った状態で，柵状血管下端が食道胃接合部（EGJ）の境界よりも下にある部分を Barrett 食道としている．

　図Ⅵ-2 は，胃潰瘍にて *Helicobacter pylori* 除菌後経過観察中の患者である．1 時方向に Barrett 食道を認める．これまでの細径スコープである XP260NS では解像度が劣るため，Barrett 食道内の粘膜構造を視認することができなかった．この患者を XP290N にて観察したところ，1 時方向の Barrett 食道内の粘膜構造を視認することができ，さらに Barrett 食道内の扁平上皮島（矢印）を明瞭に確認することができる（図Ⅵ-3）．

　東京慈恵医大の郷田先生，田尻教授らは GIF-H260Z を用いた拡大観察にて Barrett 食道粘膜パターンを図Ⅵ-4 のように 5 つに分類している．この分類に準じてわれわれの施設で経鼻内視鏡（XP290N）を用いて Barrett 食道を検討した．表Ⅵ-1 に示すように Barrett 食道はほとんどすべてが SSBE（short segment Barrett esophagus）であ

白色光　　　　　　　　　　NBI 近接観察

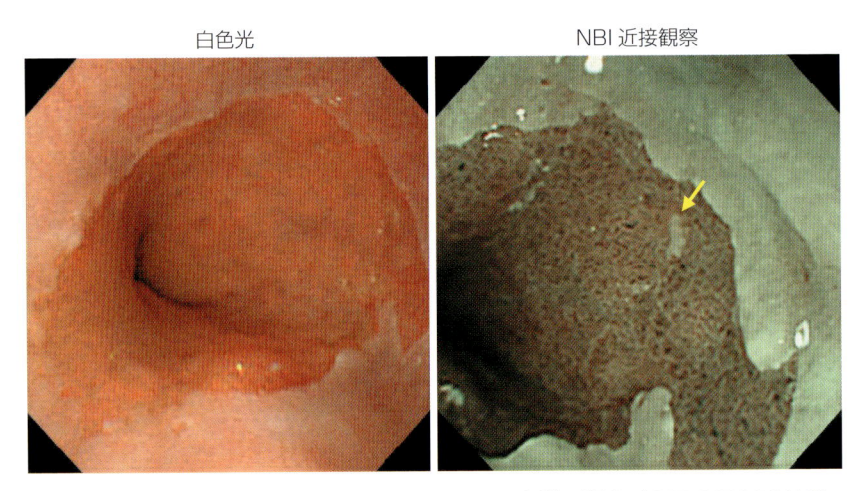

図Ⅵ-2　これまでの経鼻内視鏡による Barrett 食道の観察（GIF-XP260NS）

白色光　　　　　　　　　　NBI 近接観察

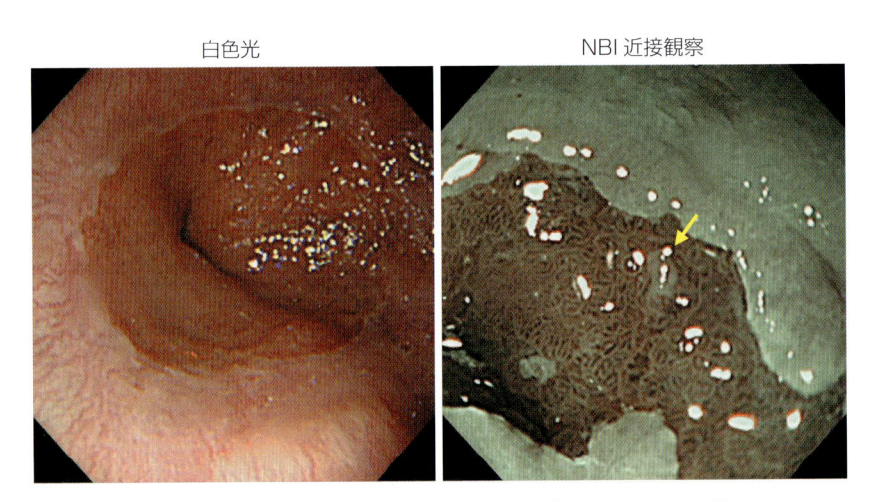

図Ⅵ-3　Barrett 食道粘膜観察の比較（GIF-XP290 N）
　　　　（図Ⅵ-2 と同一症例）

るが，84.7％と高頻度に Barrett 食道を認めた．さらに SSBE ではあるが組織学的に腸上皮化生を 3 例も認めた．

A : oval & round patttern
B : long straight pattern
C : villous pattern
D : cerebriform pattern
E : irregular pattern

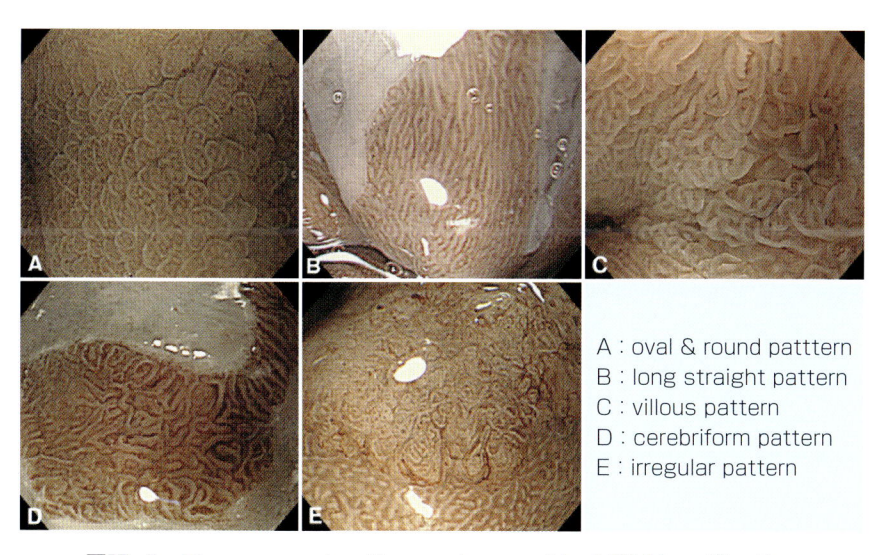

図Ⅵ-4　Fine mucosal patterns observed by NBI Magnification
〔Goda K, Tajiri H, et al：Gastrointest Endosc　2007；65：36-46[1]〕

表Ⅵ-1　Barrett食道の粘膜パターン（郷田らの分類による）

Barrett食道粘膜の観察を行った，上部消化管スクリーニングを行った59例
- Barrett食道：84.7％（50/59）
- Barrett食道長さ
  SSBE：6例
  USSBE：44例
- 粘膜pattern
  A：oval & round patttern　8例
  B：long straight pattern　17例
  C：villous pattern　17例
  D：cerebriform pattern　4例
  E：irregular pattern　4例
- 生検にて腸上皮化生
  3例（C, D, E各1例）

SSBE：1cm以上
USSBE：1cm未満

（東京医科大学）

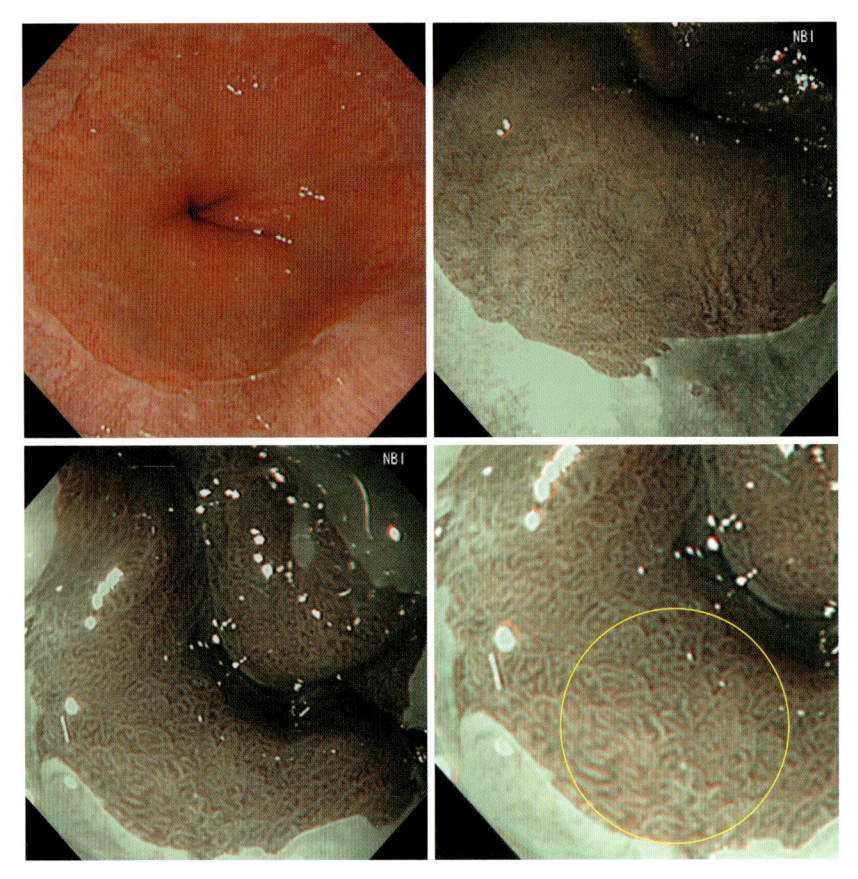

図Ⅵ-5　short segment Barrett esophagus（oval & round pattern）（GIF-XP290N）

【症例】　Barrett食道の粘膜パターン

　図Ⅵ-5では7時方向中心にBarrett食道を認め，NBI近接観察ではoval and round patternを呈していた．図Ⅵ-6では1時方向中心にBarrett食道を認め，NBI近接観察ではcerebriform patternであり，同部位からの生検にて腸上皮化生を認めた．

　表Ⅵ-1に示すようにBarrett食道の粘膜パターンとしてはlong

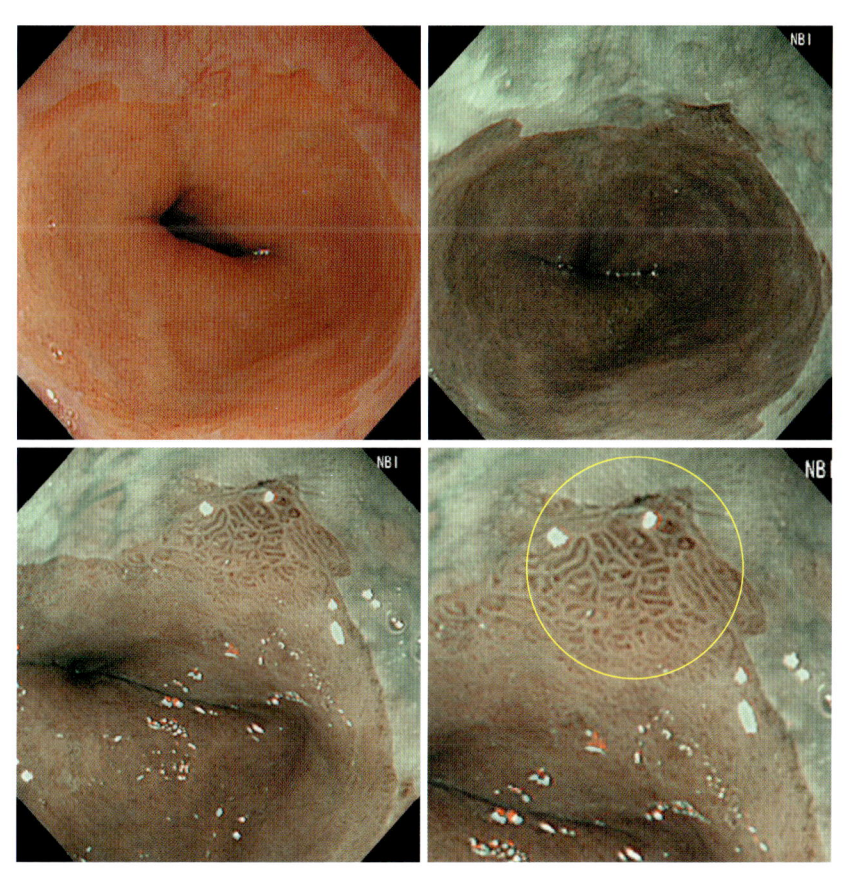

図Ⅵ-6 ultra short segment Barrett esophagus（cerebriform pattern）
（GIF-XP290N）

straight pattern，villous pattern が多かった．

　パターンを closed type（oval & round, long straight pattern）と open type（villous, cerebriform, irregular pattern）に分類すると，組織学的な腸上皮化生の合併が open type にて多かった．Barrett 食道の腸上皮化生の併存は悪性腫瘍との関連が報告されており，今後細径内視鏡による open type の SSBE の経過観察は重要になってくると思われた．

a	b
	c

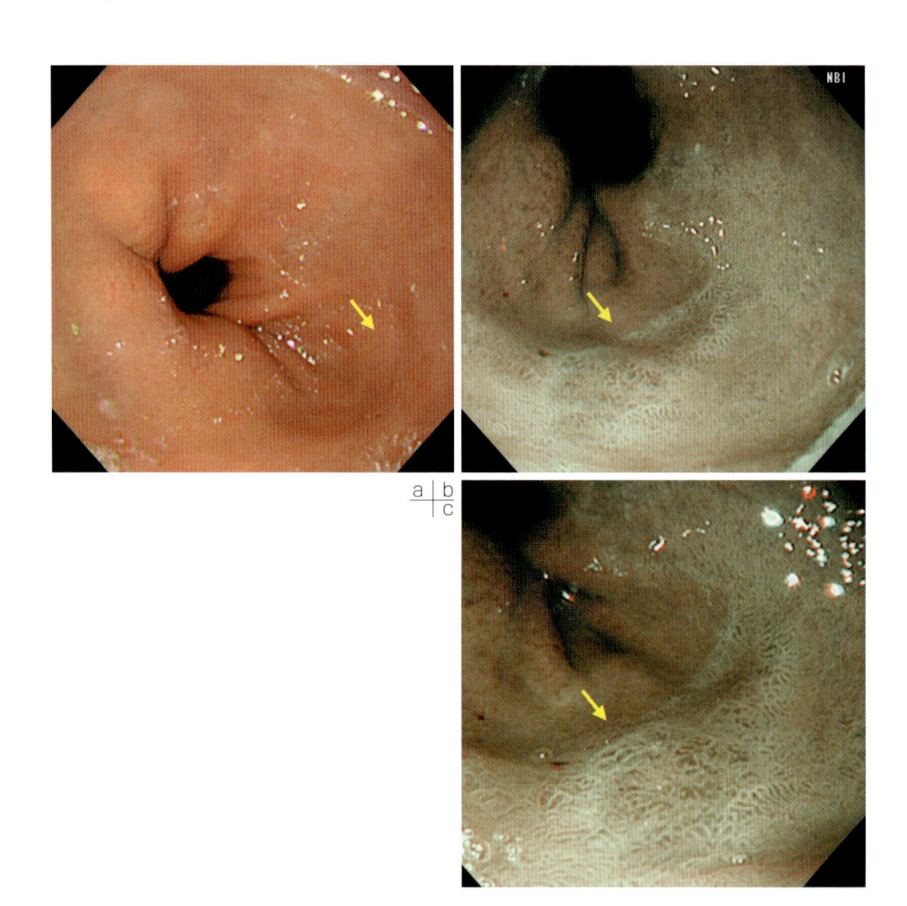

図Ⅵ-7　Barrett食道（異型細胞）
（GIF-XP290N）

【症例】　Barrett食道癌

　80歳代の慢性胃炎にて経過観察中の患者にて，SSBEを認め，一部に発赤所見を認めた（図Ⅵ-7a，矢印）．NBI観察（図Ⅵ-7b，矢印）にて陥凹性変化として観察しやすくなった．さらにNBI超近接観察（図Ⅵ-7c，矢印）では，病変部の粘膜構造が不均一であったため，生検を施行したところ，異型細胞および腸上皮化生が認められた．

　一方，70歳代のBarrett食道癌症例においては，白色光観察（図

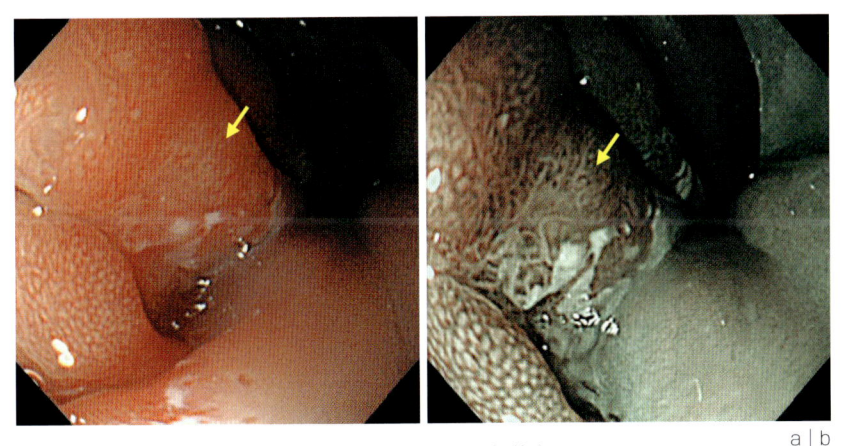

図Ⅵ-8　Barrett食道癌
　　　　（GIF-XP290N）

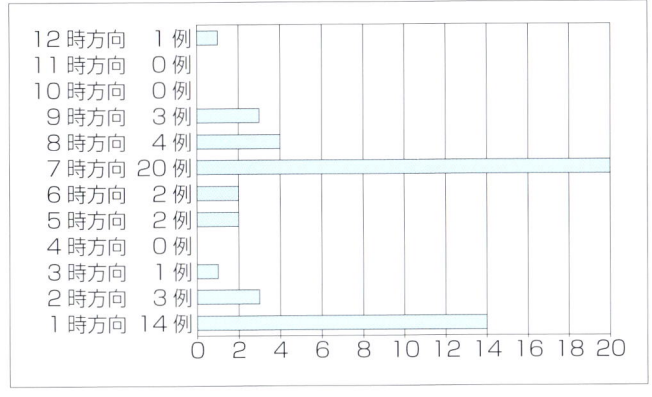

a | b

図Ⅵ-9　Barrett食道の方向性
　　　　（50例，東京医科大学）

Ⅵ-8a，矢印）にて，褪色調に見える部位を NBI 超近接観察（図Ⅵ-8b，矢印）すると粘膜構造の不均一および消失を認めた．

　Barrett 食道の NBI 超近接観察で捉えた粘膜構造の変化は，Barrett 食道の腸上皮化生の合併に有無，ひいては Barrett 腺癌の早期発見につながる可能性があると思われ，さらに検討が必要であると思われた．

また Barrett 食道は 7 時方向に多いといわれているが，われわれの検討では（図Ⅵ-9），7 時と 1 時方向に多いものの，あらゆる方向に認められることを 2012 年 10 月の JDDW で柳沢が報告した．

このように Barrett 食道の粘膜構造が経鼻内視鏡でも観察できるので，今後，より早期の Barrett 食道が経鼻内視鏡でも発見できる時代が到来することを期待したい．

ポイント

- GIF-XP290N では，Barrett 食道粘膜の粘膜構造パターンの観察が可能であった．
- この Barrett 食道の粘膜パターン観察が，腸上皮化生の合併の有無，ひいては Barrett 腺癌の早期発見につながる可能性があると思われる．

文　献

Ⅰ．問題点は解決したか

1) Toyoizumi H, Kaise M, Arakawa H, Tajiri H, et al：Ultrathin endoscopy versus high-resolution endoscopy for diagnosing superficial gastric neoplasia. Gastrointest Endosc　2009；70：240-245
2) Yoshida Y, et al：Comparison of endoscopic detection rate of early gastric cancer and gastric adenoma using transnasal EGD with that of transoral EGD. Dig Endosc　2008；20：184-189

Ⅲ．食道癌のスクリーニング観察はどう変わるか

1) Inoue H, Honda T, Yoshida T, et al：Ultra-high magnification endoscopy of the normal esophageal mucosa. Dig Endosc　1996；8：134-138
2) Kawai T, Takagi Y, Yamamoto K, et al：Narrow-band imaging on screening of esophageal lesions using an ultrathin transnasal endoscopy. J Gastroenterol Hepatol　2012；27（Suppl. 3）：34-39
3) Yokoyama A, Omori T, Yokoyama T, et al：Risk of squamous cell carcinoma of the upper aerodigestive tract in cancer-free alcoholic Japanese men：an endoscopic follow-up study. Cancer Epidemiol Biomarkers Prev　2006；15：2209-2215

Ⅳ．胃癌のスクリーニング観察はどう変わるか

1) Kawai T, et al：Diagnosis of esophageal and gastric carcinoma using transnasal ultrathin esophagogastroduodenoscopy. Niwa H, et al（eds.）：New Challenges in Gastrointestinal Endoscopy. pp.79-86, Springer, 2008
2) Kawai T, Fukuzawa M, Gotoda T：Evolution of Ultra thin endoscope. Dig Endosc　2013；25：467
3) 抗血栓薬服用者に対する消化器内視鏡診療ガイドライン. Gastroenterol Endosc　2012；54：2073-2102
4) Kaise M, Kato M, Urashima M, et al：Magnifying endoscopy combined with narrow-band imaging for differential diagnosis of superficial depressed gastric lesions. Endoscopy　2009；41：310-315

● V．生検の問題は解決されたか

1) 味岡洋一：病理医が求める理想的な消化管生検組織とは―より確実な内視鏡診断・治療のために. Technical Spotlight　Vol 17：1-8

● VI．新型経鼻内視鏡の応用

1) Goda K, Tajiri H, Ikegami M, et al：Usefulness of magnifying endoscopy with narrow band imaging for the detection of specialized intestinal metaplasia in columnar-lined esophagus and Barrett's adenocarcinoma. Gastrointest Endosc　2007；65：36-46

索 引

B

Barrett 食道
　――異型細胞のGIF-XP290N による観察　70
　――内の扁平上皮癌　65
　――の観察（GIF-XP260NS）66
　――の観察（GIF-XP290N）66
　――の腸上皮化生の合併　70
　――の定義　65
　――の方向性　71
　経鼻内視鏡による――の診断　65
Barrett 食道癌　70
　――のGIF-XP290N による観察　71
Barrett 食道粘膜
　――観察の比較（XP260NS とXP290N）　66
　――構造　65, 71
　――パターン（郷田らの分類による）　65, 67
BLI（Blue LASER Imaging）37
brownish area　38
　咽頭の――　22
　食道の――　28, 30

D

demarcation line　49

E

EG-530NW　37
　――による早期胃癌の内視鏡像　46
　――による早期食道癌の画像強調像（FICE）　38
EG-1690K にて観察した早期胃癌　48
EVIS LUCERA ELITE　10
EVIS LUCERA SPECTRUM　10

F

FICE（Flexible spectral Imaging Color Enhancement）36
fine mucosal patterns observed by NBI Magnification　67

G

gastro-esophageal reflux disease（GERD）　26
GIF-H260Z
　――（非拡大）とGIF-XP290N の比較　50
　――による食道癌の拡大観察　40
GIF-XP260N
　――による胃癌の内視鏡像　44
　――による咽頭病変の診断　20, 21
　――による食道の観察　30
　――による早期食道癌の画像強調像（NBI）　37, 39
　――のスペック　10
GIF-XP260NS
　――とGIF-XP290N の比較画像　49, 53
　――による早期胃癌の内視鏡像　45
　――のスペック　10
　――の白色光観察で発見された早期胃癌　52
GIF-XP290N　10
　――とGIF-H260Z（非拡大）の比較　50
　――とGIF-XP260NS の比較画像　49, 53
　――による咽頭病変の診断　22
　――による食道癌の観察　40
　――のスペック　10

H・I

high grade intraepithelial neoplasia のGIF-XP260N による観察　32
intra-epithelial papillary capillary loops（IPCL）　16, 26, 28

N

NBI（Narrow Band Imaging）12, 26
　――とFICE の比較　37
　――の原理　29
　――併用拡大内視鏡（GIF-H260Z）　51
　――併用超近接観察（GIF-XP290N）　51

R・S・U

Radial Jaw 4P　58
SB 鉗子　55
SSBE（short segment Barrett esophagus）　65
　――のGIF-XP290N による観察　68
　――の経過観察　69
ultra short segment Barrett esophagus のGIF-290N による観察　69

あ

アングル　8
明るさ　7, 12

あぶりだし診断　25

い

インジゴカルミン色素撒布　43, 51
　　──の視認性　46
胃癌の生検　60
異所性胃粘膜のGIF-XP290Nによる観察　64
咽頭
　　──の炎症所見　19
　　──のドット状の異常血管　19, 23
　　──病変のGIF-XP260Nによる診断　20, 21
　　──病変のGIF-XP290Nによる診断　22
　　──部生検　23
　　──領域のbrownish area　22
咽頭癌によるIPCLの変化　19

か

解像度　7
画質　12
鉗子口　11
鉗子チャンネル径　10

き・け・こ

近接観察　16
血管透見像の不明瞭化　25
抗血栓薬服用者に対する消化器内視鏡診療ガイドライン　51

し

耳鼻咽喉科との連携　23
視野角　8
　　──の比較　11

上皮乳頭内血管ループ（IPCL）　16, 28, 38
食道
　　──ドット状の異常血管　38
　　──粘膜面の洗浄　25
　　──のbrownish area　28, 30
　　──のGIF-XP260Nによる観察　30
食道異所性胃粘膜　63
食道癌
　　──のGIF-H260Zによる拡大観察　40
　　──のGIF-Q260による観察　27
　　──のGIF-XP290Nによる観察　40
食道蠕動収縮　33

せ

生検　55
　　──困難部位　55
　　──標本の大きさ　60
　　胃癌の──　60
　　咽頭の──　23
生検鉗子　8, 11
先端部外径　10

そ

早期胃癌
　　──のEG-530NWによる観察　46, 47
　　──のEG-1690Kによる観察　48
　　──のGIF-XP260NSによる観察　45
　　GIF-XP260NSの白色光観察で発見された──　52

早期食道癌
　　──の内視鏡像（GIF-XP260N）　31
　　──の内視鏡像（GIF-XP290N）　27
　　EG-530NWによる──の画像強調像（FICE）　38
　　GIF-XP260Nによる──の画像強調像（NBI）　37, 39
挿入部外径　10
狙撃生検　8, 62

た・ち・と

褪色調変化　25
超近接観察　16, 19
ドット状の異常血管　38
　　咽頭の──　19, 23
　　食道の──　38

な

内視鏡医の診断能　9
内視鏡観察による質的診断　50

に

二重露光　12
日本食道学会分類　34

ひ

表在食道癌
　　──のGIF-H260Zによる観察　36
　　──のGIF-XP260Nによる観察　35

よ

ヨード染色　26
ヨード不染帯　25, 33

ここまで見えるようになった
新しい経鼻内視鏡

2014年5月15日　第1版1刷発行

著　者　河合　　隆
発行者　増永　和也
発行所　株式会社 日本メディカルセンター
　　　　東京都千代田区神田神保町1-64（神保町協和ビル）
　　　　〒101-0051　TEL 03（3291）3901（代）
印刷所　三報社印刷株式会社

ISBN978-4-88875-266-4
ⓒ2014　乱丁・落丁は，お取り替えいたします．

本書の複写にかかる複製，上映，譲渡，公衆送信（送信可能化を含む）の各権利は株式会社日本メディカルセンターが管理の受託を受けています．

|JCOPY| <(社)出版者著作権管理機構　委託出版物>
本書の無断複写は著作権法上での例外を除き禁じられています．複写される場合は，そのつど事前に，(社)出版者著作権管理機構（電話 03-3513-6969, FAX03-3513-6979, e-mail : info@jcopy.or.jp）の許諾を得てください．